ALOE VERA E OUTROS ALIMENTOS FUNCIONAIS

Combinando benefícios

Ana Claudia Marques

Agradeço a meu esposo, Hélio Hatsuro Onishi, por me apoiar incondicionalmente ao longo de nossos 27 anos juntos; à minha filha Daniela, por me incentivar a buscar a fundo a propriedade dos alimentos para a boa saúde, e ao meu filho Gabriel por sua sabedoria além da idade e a generosidade de respeitar o meu amor pela escrita.

Sumário

Introdução

Há mais de 25 anos sou terapeuta holística, e venho buscando formas de manter a saúde de forma natural. Sempre escutei minha mãe dizer em italiano, "mangiano sana," que significa "comendo, sara".

Foi ela, em princípio, que me ensinou que um prato saudável precisava ser colorido, para ter todas as vitaminas e nutrientes.

Com o passar das décadas, minha formação na área de saúde me proporcionou conhecimentos sobre o funcionamento das células, das reações químicas que acontecem o tempo todo dentro de um organismo e de como funciona cada órgão.

Ainda que eu tenha também uma formação em Medicina Chinesa e Acupuntura, e faça uso de técnicas energéticas para equilíbrio do corpo, como o Reiki e os florais de Bach, compreendo que nenhuma dessas técnicas funcionará bem se o corpo não estiver saudável para recebê-las.

Mesmo o equilíbrio emocional muitas vezes depende mais do equilíbrio do corpo do que somente de "autocontrole". Se uma mulher estiver com seus hormônios desregulados, ela pode experimentar da raiva ao choro, simplesmente porque os hormônios afetam também o nosso cérebro. Agitação ou depressão, sono demais ou sono de menos, tudo isso é afetado pela química interna de nosso corpo. Não existe relaxamento ou meditação que atuem num organismo desequilibrado.

Já a nossa química interna é afetada diretamente pelo que comemos e bebemos. Ou seja, minha mãe estava certa, comendo sara! Mas a frase oculta aí é: "**comendo mal, adoece**".

E aí me vem à lembrança uma aula de nutrição com minha professora de Medicina Chinesa: comemos alimentos conservados quimicamente, coloridos e aromatizados artificialmente, com altas doses de sal, açúcar e realçadores de sabor. Com agrotóxicos que seguem nos lençóis freáticos, e atingem até mesmo as plantações orgânicas. E microondas que alteram a estrutura dos alimentos.

Lembro que fiz um comentário naquele dia, levando a classe ao riso: "professora, então é melhor cuidar da alma, porque o corpo, ó, não tem jeito não"!

Mal sabia eu que jeitos havia, eu só ainda não tinha acesso àquele conhecimento, anos atrás!

A verdade é que, moradores de grandes centros urbanos, não podemos deixar de comer o pão nosso de cada dia e todo o resto, por estarem, sabe-se lá em que proporções – contaminados por químicos de toda espécie.

Durante muito tempo, como terapeuta holística, pensava também que melhorando minha circulação de energia (Ki) do corpo, tudo isso não me afetaria. Pensamento positivo, abençoar o que tinha no prato, enfim, tudo isso fazia e faz parte da minha rotina. Ou seja, eu tentava mudar o meu corpo físico através do energético/espiritual.

Mas eis que meu corpo apontava várias evidências de que não era o suficiente: por mais que comesse comida saudável, caseira, e em quantidades até reduzidas de carboidratos, algo ia muito mal: retenção de líquido, sobrepeso, dor no corpo, dores de cabeça regidas pelo ciclo hormonal, renite alérgica que me acompanhava há pelo menos 3 décadas. Também tenho em meu histórico um episódio de Lúpus sistêmico, em 2006 –manifestado como uma artrite em praticamente todas as juntas de meu corpo. Com certeza existia um fundo emocional, mas o mal funcionamento do "laboratório/corpo" piorava a situação.

O que fui aprendendo, de 2006 em diante, vou dividir com você, leitor. Quero mostrar os alimentos funcionais que podem fazer parte de seu dia a dia, para melhorar o equilíbrio de seu corpo.

Mas antes disso faço questão de explicar um pouco sobre o funcionamento de nosso organismo, tanto pelo ponto de vista da medicina oriental quanto da medicina ocidental, para que possa compreender ao longo do livro os motivos pelos quais eu mudei meu cardápio ao longo dos anos, para ter uma vida melhor.

CAPÍTULO 1: Juntando Conhecimentos da Medicina Oriental e Ocidental

Marques, A.C. – Aloe Vera e outros Alimentos Funcionais

Um pouco de medicina Chinesa e Holística

Como terapeuta acupunturista e holística, aprendi que as doenças são desequilíbrios que acontecem em três níveis: físico/químico, emocional/psíquico e energético/espiritual.

Aprendi também que quando compreendemos o motivo de desenvolvermos essa ou aquela doença ou dor – e buscamos mudar o padrão de comportamento e psíquico que os originaram – a dor/doença param de se manifestar.

Ou seja, o nosso corpo físico e emocional (ou mental) trabalham sempre juntos, e a dor é uma forma de ganharmos consciência de padrões físicos, emocionais ou de comportamento que estão nos machucando em algum desses três níveis.

Quando mudamos esse comportamento ou padrão nocivo, seria natural que o corpo rapidamente se recuperasse e ficássemos curados. Mas, e aí é interessante, percebi que **se meu corpo estava mal alimentado e "intoxicado" pelo que eu ingeria, o retorno ao estado saudável demorava a acontecer!**

Fui então associando conhecimentos. Na Medicina Chinesa, alguns alimentos são indicados ou proibidos no equilíbrio da saúde. Na nossa tradição popular, muitos chás e alimentos limpam, nutrem e "levantam até defunto". Alguns exemplos:

- A dietoterapia oriental, podemos aumentar o uso de tubérculos quando entra o inverno (batatas, mandioquinha, cenoura), para fortalecer o sistema respiratório. Ao mesmo tempo, cortar o leite, derivados e alimentos embutidos, para diminuir crises alérgicas e inflamações. Ginseng e gengibre são alimentos "quentes", que ajudam a dar vitalidade e expulsar o frio do corpo (cansaço ou quadros gripais, por exemplo).
- Na dietoterapia ocidental, nossas avós já ensinavam a fazer caldos reforçados quando a gripe e outras doenças nos pegam, como as famosas canjas de galinha, repletas de legumes.
- Com as pesquisas mais modernas, também nos ensinam a comer soja para ajudar a regular os hormônios femininos, devido aos flavonoides presentes nesse grão; feijões de vários tipos para ter diversidade de vitaminas e sais minerais, verduras, legumes e frutas todo o dia.
- Tomar chá de alho com gengibre e mel quando a gripe está pegando, ou leite fervido com cebola e mel para ataques de tosse que não param. Ou chá de boldo, carqueja e outras ervas amargas para melhorar o fígado e a digestão.

O que eu não sabia: o corpo **precisa estar limpo por dentro para receber toda a boa nutrição que oferecemos a ele.** Caso contrário, uma boa parte do que ingerimos é perdida.

Mas como limpamos o corpo por dentro? E por onde começa essa limpeza?

Um pouco de Medicina Ocidental

Para que você entenda melhor do que falaremos nesse livro, quero explicar de forma simples, o que aprendi na Universidade sobre o funcionamento do nosso corpo físico. Assim poderei explicar depois como limpamos o nosso corpo por dentro, e o leitor poderá acompanhar melhor as explicações. Vamos lá?

O corpo é um laboratório

O corpo é um verdadeiro laboratório químico, e pela medicina ocidentall, o que chamamos de "saúde" é o estado de equilíbrio (homeostase) entre os diversos "elementos químicos" que nos compõem. Adquirimos esses elementos químicos:

- No ar que respiramos;
- Nos líquidos que bebemos;
- Nas comidas que ingerimos;
- Nas substâncias que inserimos no corpo através da pele (cremes, sabonetes, shampus, cosméticos, tonalizadores de cabelo e pele, perfumes, produtos de limpeza doméstica e outros);
- Nos remédios que fazemos uso, por qualquer via.

Nossos órgãos são laboratórios de "conversão" química.

- **As vias respiratórias e os pulmões** recebem o oxigênio na inspiração, distribuem pelo corpo e devolvem gás carbônico para a atmosfera, na expiração. Vivermos em ambientes poluídos, fumarmos ou trabalharmos em ambientes que produzam resíduos ou gases diferentes do oxigênio vão prejudicar, obviamente, o funcionamento desse "laboratório" – causa de alergias, bronquite, asma e enfisema, para dizer o mínimo.
- **A pele (incluindo couro cabeludo)** é o maior órgão do corpo humano. Ela regula o frio e calor que sentimos através da retenção ou perda de líquidos e minerais contidos no nosso suor; também nela temos colágeno, fibras e gordura que mantém nossa pele firme e lubrificada, e os pelos e cabelos, que nos protegem do frio. A queratina, que é a substância presente na pele, unhas, pelos e cabelos, tem sua saúde relacionada tanto com o que ingerimos na alimentação, em termos de vitaminas e sais minerais, quanto com as substâncias que absorvemos através da pele.
- **O sistema digestivo e excretor** é composto de vários órgãos: Estômago, Fígado, Pâncreas, Vesícula Bilear, Intestinos Delgado e Grosso, Rins e Bexiga. Cada um é um laboratório em particular, mas "conversam" com seus parceiros. Este sistema é responsável pela absorção dos nutrientes que ingerimos, transformação em energia para chegar até as células, e excreção do material que o corpo não utilizou. Este sistema merece um detalhamento especial, pois é dele que deriva a saúde de todos os outros "laboratórios" do corpo.
- **Sistema nervoso** é composto pelo Cérebro, Medula Espinhal e Nervos distribuídos por todo o corpo. Este sistema funciona através de condução de impulsos elétricos de um

neurônio a outro, e através dos nervos, comandando os movimentos de nosso corpo, sejam eles voluntários (como levantar a mão ou coçar o nariz) ou involuntários (como o funcionamento do coração, a respiração ou espirrar se algo irrita o nariz, por exemplo). Ele é ativado por **neurotransmissores** em funções bem específicas, liberando **hormônios** (de crescimento, sexuais, para termos sono...) e regula todo nosso corpo. Obviamente, o que comemos e absorvemos afeta diretamente seu funcionamento.

- **Sistema reprodutor** é composto dos órgãos sexuais internos e externos (Útero, Ovários, Canal Vaginal, Clitóris, na mulher; Testículos, Próstata, Canais Eferentes, Vesícula Seminal e Pênis no homem), e seu desenvolvimento ao longo da vida depende de estímulos hormonais (portanto, o bom funcionamento do sistema nervoso é fundamental). O seu correto funcionamento também é influenciado pela nossa alimentação e pelo stress diário.

Agora que expliquei de uma maneira geral todos os sistemas, quero aprofundar um pouco sobre o sistema digestivo e excretor, para que o leitor compreenda a importância de um corpo desintoxicado para toda a nossa saúde, e o papel único desse sistema.

CAPÍTULO 2: Compreendendo os Sistemas Digestivo e Excretor e a importância para nossa saúde

Marques, A.C. – Aloe Vera e outros Alimentos Funcionais

Quando falamos de sistema de digestão de alimentos e excreção de impurezas e do que não foi utilizado pelo corpo, devemos entender que esse é um processo contínuo. Depois que nascemos, a nossa fonte de energia são os alimentos e líquidos que ingerimos.

Absorver tudo o que eles têm para nos oferecer e jogar fora tudo o que não foi usado pelo organismo é o principal motivo de nos mantermos saudáveis.

Entendendo como ocorre o processo digestivo e excretor

A primeira etapa acontece na **boca**, onde mastigamos os alimentos e é secretada a saliva. Triturar os alimentos para passarem pelo tubo que é o **Esôfago**, e iniciar o processo químico na boca são necessários para que o estômago trabalhe com mais facilidade.

O alimento mastigado é empurrado pela língua, passa pela **Faringe** e **Esôfago** para chegar até o **Estômago**, que é como um "saco" com somente duas aberturas: para o Esôfago (entrada) e para o Intestino Delgado (saída).

No **Estômago** acontece a segunda etapa da digestão. Quando o alimento chega ali, o suco gástrico (bem ácido) vai ser misturado aos alimentos, através de movimentos peristálticos do estômago. Imagine uma máquina de lavar roupa, misturando a água com sabão às roupas.

O que eram pedaços de alimentos vira uma só massa, mistura de alimentos sólidos e líquidos, chamada de bolo alimentar. Mas os nutrientes dos alimentos não vão sair daí para o sangue, para finalmente chegarem às nossas células. Falta uma etapa.

A etapa mais importante

A terceira etapa acontece no **Intestino Delgado**.

Na primeira parte do Intestino Delgado, chamada de **Duodeno,** substâncias entram para ajudar a digestão, como é o caso das produzidas pelo **Pâncreas** (suco pancreático) e pelo **Fígado** (a bile, que fica armazenada na **Vesícula Bilear**).

Na segunda e terceira partes do Intestino Delgado, chamadas de **Jejuno e Íleo**, é que acontece a absorção dos nutrientes. Podemos compará-los a um grande tubo cheio de "poros"(chamados de *vilosidades intestinais*) e com um movimento próprio para amassar o bolo alimentar e "espremer" tudo o que tem de bom dentro dele.

Fazendo uma comparação grosseira, se fizermos um café "turco" (aquele em que o pó é fervido junto com a água) e coarmos num coador de papel, o café passado seria equivalente aos nutrientes e a água que passarão pelos poros do intestino delgado, para chegarem até o sangue e as células. O pó seria equivalente às fibras e toxinas, que vão seguir agora para o Intestino Grosso.

No **Intestino Grosso** aquele "bolo" continua sendo amassado, para retirar todo o resto de água que houver, e é empurrado até chegar ao **Reto**, onde sairá em forma de fezes.

A digestão que vemos no microscópio

Gosto de explicar tudo o que acontece, mesmo que de maneira simplificada. Todos os nutrientes e água que saem pelos "poros" do intestino vão para a corrente sanguínea, e ainda passarão por uma série de "laboratórios" que temos no corpo, para serem realmente aproveitadas pelas nossas células.

As células são os "tijolinhos" microscópicos que formam cada órgão, ossos, cartilagens, pele, sangue, cabelo etc. Elas precisam de uma comida bem específica para funcionar direito, que chamamos de "molécula de energia" (**glicose**). É bem pequena, e por isso consegue penetrar pela parede da célula. Além dela, alguns minerais, como o sódio e o potássio, por exemplo, também precisam passar pela parede da célula, para que ela trabalhe perfeitamente.

Vamos entender melhor como se forma essa molécula de energia, e como os nossos órgãos participam nesse processo.

O Fígado

O Fígado é um grande e importante laboratório em nosso corpo. A sangue carregado de nutrientes passa pelo Fígado, onde substâncias que este órgão produz quebrarão grandes moléculas de gordura, proteína e carboidratos em moléculas menores, que poderão ser aproveitadas pelo organismo.

Se imaginarmos um brinquedo de montar, com peças coloridas, podemos desmontar uma casinha, por exemplo, construída com suas peças, e reutilizar para construir um carro.

Se compararmos as proteínas, gorduras e carboidratos, bem como as vitaminas e sais minerais que tem no alimento que ingerimos, às peças coloridas do brinquedo de montar, podemos dizer que o Fígado tem a função de separar todas as peças coloridas, para que o nosso corpo as use novamente na construção, conserto e proteção de órgãos, ossos, cartilagem, vasos sanguíneos etc.

É o Fígado que:

- armazena vitaminas, minerais e glicose;
- metaboliza o colesterol e medicamentos;
- fabrica a gordura que fica como reserva de energia;
- retira as toxinas do sangue, que depois serão eliminadas pelos **Rins**.

O Pâncreas

O Pâncreas, além de produzir o suco pancreático, que ajuda na quebra dos carboidratos e gordura no intestino delgado, também tem outras duas funções importantes.

Esse laboratório do corpo produz um hormônio (***glucagon***) que "acorda" o fígado para liberar glicose (que é a molécula de energia que entra na célula) para alimentar o corpo. Ou seja, o Fígado quebrou todas as moléculas até chegar na menor delas, que a célula pode "comer", com a ajuda do Pâncreas!

A glicose cai na corrente sanguínea, e o pâncreas tem mais uma função: liberar o hormônio *insulina*, para que a glicose finalmente possa passar pela parede da célula.

Só para que você saiba, os hormônios funcionam como "chaves" ou "códigos" que liberam a entrada de substâncias específicas nas células. No caso do Pâncreas, seus hormônios são importantes para alimentar as nossas células.

Os Rins

Os nossos Rins filtram o nosso sangue o tempo todo. As toxinas liberadas na digestão, primeiramente pelo Intestino Delgado e depois separadas pelo Fígado, agora serão eliminadas do corpo pela uretra, em forma de **urina**.

Quando o nível de toxinas é muito grande, podem ser formados os cálculos renais, ou pedras nos rins.

A Vesícula Bilear

Apesar da Vesícula Bilear não produzir nenhuma substância, nem filtrar nada, é nela que a **bile**, produzida pelo Fígado, fica armazenada, esperando que o bolo alimentar chegue ao **Duodeno** para então liberar a bile.

Quando o corpo convive com um alto nível de colesterol e outros fatores (como má alimentação e excesso de peso), existe a possibilidade de se formarem pedras na Vesícula.

Como você deve ter notado, nosso corpo é um laboratório químico fantástico, que trabalha harmoniosamente, a não ser que alguma coisa o tire do equilíbrio.

Intestinos, nosso segundo cérebro

Você sabia que os nossos Intestinos são o nosso segundo cérebro?

A medicina oriental já sabia disso há mais de 4 mil anos, tanto que dá uma grande importância para a região do "Hara" (barriga), para todo o equilíbrio físico e emocional de um indivíduo.

A medicina ocidental pesquisou essas afirmações, e descobriu que os orientais estavam certos! Entenda o motivo:

- Existem mio bilhão de neurônios nos intestinos, formando um sistema nervoso Entérico;
- São produzidos aí cerca de 30 neurotransmissores;
- 50% da dopamina (hormônio que dá sensação de relaxamento) é produzida nos intestinos;
- 90% da serotonina (hormônio responsável pelo nosso sono) é produzida nos intestinos;
- O mau funcionamento dos intestinos afeta diretamente o funcionamento do nosso Sistema Nervoso Central, e altera nosso humor, emoções e comportamentos.

- São os neurônios existentes aí que coordenam o "laboratório" responsável pela extração de nutrientes e energia dos alimentos.
- Temos uma floral intestinal com centenas de bactérias que são essenciais para que haja a digestão do bolo alimentar. O trabalho dessas maravilhosas bactérias é que favorece a produção de hormônios no intestino, que "conversam" com o nosso cérebro, trazendo sensações como relaxamento, calma, saciedade e sono, por exemplo.
- O bom entendimento entre essas bactérias e o nosso segundo cérebro ativa o nosso sistema de defesa do organismo, barrando infecções, inflamações e até mesmo a proliferação de células cancerígenas.

O corpo sujo por dentro está intoxicado!

Repare em como se descrevem as doenças mais comuns:

- diabetes é excesso de açúcar circulando no sangue;
- pressão alta é o engrossamento dos vasos sanguíneos com gorduras (saturadas) que grudam em suas paredes;
- doenças oportunistas, como gripes, faringites, cistites e outras, acontecem quando o sistema de defesa do organismo está "lento" e não mata vírus e bactérias causadores dessas e outras doenças;
- anemia é a falta de vitaminas e minerais essenciais para o funcionamento do corpo.

Se existe excesso de açúcar, gordura, ou falta de vitaminas, proteínas, só há uma causa comum: a alimentação diária.

Acredite, a quantidade de conservantes, acidulantes, corantes, espessantes, flavorizantes, o excesso de carne, farinha, açúcar e sal que ingerimos dia após dia, sem contar nos resíduos de agrotóxicos e metais pesados, nas verduras, legumes, frutas e na água, deixam nosso corpo "sujinho" por dentro.

Todos esses elementos estranhos vão se alojando nas veias, no tecido gorduroso do corpo e nos órgãos, como as pedras que se acumulam em rins ou vesícula.

Outro lugar que fica sujo são os intestinos. Ok, você vai dizer, mas lá dentro tem fezes, é para estar sujo, ou não é?

As fezes – ou o cocô nosso de cada dia – são o que sobrou dos alimentos que ingerimos, mas sem vitaminas, sais minerais, proteínas, gorduras etc. Então é normal que ela tenha um odor ruim, um aspecto que ninguém gosta. E é normal também acharmos que o nosso intestino deveria ser sujo, afinal é ali que as fezes são fabricadas!

Mas, acredite, um intestino que não retém sujeira é cor-de- rosa, como a mucosa do interior de nossa boca. Mas se sobram restos do bolo fecal, mal digeridos, dentro do intestino, eles vão sofrer um processo de putrefação (apodrecimento).

Esse apodrecimento altera a nossa flora intestinal, e bactérias que não deveriam estar em grande quantidade tornam-se mais numerosas que as bactérias benéficas ao nosso organismo. O resultado disso são: a absorção de toxinas juntamente com os nutrientes do bolo alimentar; formação de gases; inflamações em diversas partes do organismo, de mucosas à órgãos; infecções oportunistas e tumores, facilitadas pelo funcionamento deficiente do nosso sistema de defesa; alterações de nosso estado emocional, de ansiedade à depressão, devido a produção alterada dos hormônios nos intestinos.

O quadro "pintado" não é agradável, mas há maneiras de restabelecer o equilíbrio do organismo. É disso que falaremos nos capítulos seguintes, após uma breve explicação sobre a pele e sua nutrição.

CAPÍTULO 3: A Pele, Sua Estrutura e Como Nutrí-la Adequadamente

A pele é o maior órgão do corpo humano, recobre todo o nosso corpo e se diferencia em pelos, cabelos e unhas, tudo para nossa proteção e interação com o mundo.

Ela tem sua origem, no embrião, a partir do **tubo neural** (que vai originar todo o nosso sistema nervoso central, neurônios e nervos). O tubo neural faz uma dobra para fora, que irá se desenvolver e recobrir todos os nossos órgãos e nosso corpo, como pele. Sempre que lembro disso, vejo como o corpo é uma criação incrível!

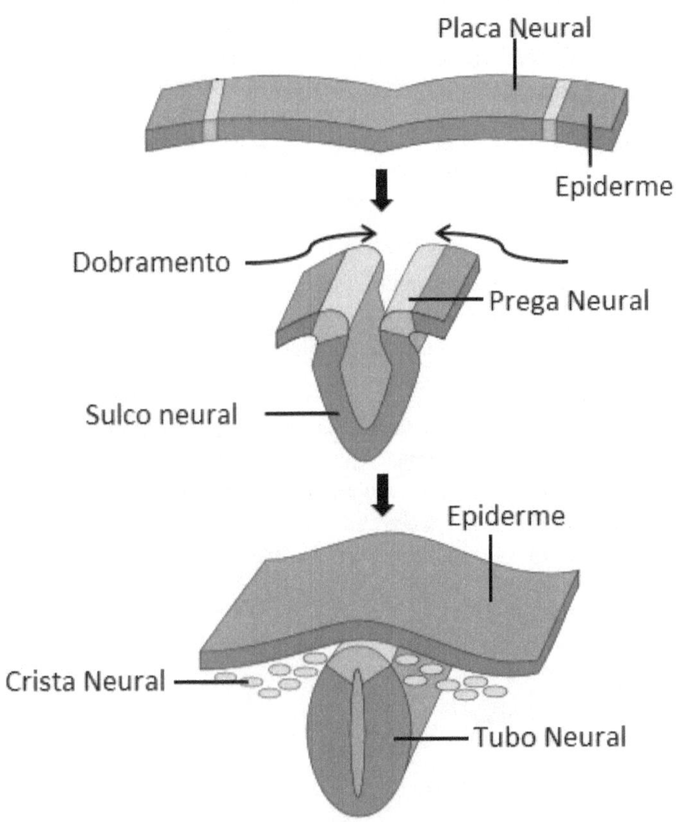

Por isso gosto de entender a pele como nosso *Sistema nervoso Externo*. E faz sentido pensar assim, pois nela estão milhares de receptores que nos fazem perceber o mundo como ele é: frio, quente, macio, áspero e assim por diante.

Se não fossem as sensações que temos através dela, não saberíamos o que é viver. Pior ainda, morreríamos, já que o Sistema Nervoso Central precisa receber diariamente informações de nossa interação com o mundo, desde o primeiro colo, do primeiro leite ingerido, para alimentar o cérebro.

Uma pesquisa feita com filhotes de macacos, há mais de 50 anos, mostrou que se privarmos os filhotes de alimentos, eles sobrevivem por semanas, porém, privarmos de toques da mãe, ele não durava nem uma semana, mesmo sendo bem alimentado.

Isto explica o abraço apertado que todos nós precisamos quando já adultos, e o quanto a pele é um órgão extremamente importante.

Lembra-se quando disse, lá no início do livro, que o corpo é um laboratório e uma máquina perfeita? Imagine agora que nós somos um computador vivo.

O cérebro e o corpo seriam o nosso hardware (a parte física da máquina, que está pronta a "receber ordens" para o computador funcionar). Quando nascemos, o sistema todo está formado, mas não tem um "programa" (Software) pronto, que ensine o corpo a funcionar como o de um adulto da noite para o dia.

Nascemos com um software básico, como um computador que saiu da fábrica, e só conseguimos ligar, desligar e ver algo na internet. Sem um programa instalado (como o Windows, Linux ou Mackintosh), o computador é ineficiente, por isso precisa de um para que todos os seus recursos sejam utilizados.

Conosco é a mesma coisa. Viemos com um programa básico de sobrevivência, que nos permite comer, sugar, excretar, dormir, resmungar, e interagir de forma básica com o mundo. Os "programas" que nos farão ser quem somos, quando adultos, são as aprendizagens diárias que teremos através de como interagimos com o mundo, sentindo o mundo através da pele.

A pele com seu tato, mais a visão, o olfato, o paladar e a audição, são os caminhos por onde "aprendemos" e "baixamos programas" para alimentar continuamente o nosso "computador central". A pele é como a tela do celular com recurso de "touch" (toque, em inglês), o teclado, o mouse, e até o microfone, captando informações através de toques no corpo, estímulos de luz, de odor, de sabor e vibrações sonoras.

Recebemos as informações do mundo através da pele, e aí nosso cérebro dá as ordens e respostas de como o corpo deve agir.

Mas ainda tem mais.

Proteção e manutenção da vida

A pele se diferencia em três camadas importantes para a manutenção da vida. São elas:

1- A **epiderme** é a camada externa, verdadeira barreira protetora contra o mundo. Ela regula a nossa perda de líquidos (abrindo ou fechando os poros), tem uma camada resistente de queratina para ser uma "fortaleza" que evita agressões à parte interna e vital do corpo (artérias, veias, músculos, ossos e órgãos internos), gordura e sais minerais (secretados pelas glândulas sebáceas e sudoríparas) que formam uma camada na pele, e mantém nosso corpo protegido da agressão de agentes biológicos (bactérias, fungos, vírus).

Esta camada se renova constantemente. Na pele jovem, essa renovação é constante, por isso a aparência viçosa e sem marcas. Com o passar da idade, há uma desaceleração dessa renovação celular, em áreas que sofrem a agressão mecânica e dos fatores climáticos (sol, frio, vento etc), iniciando a aparição de manchas, vincos, rugas e flacidez.

2- A **derme** é a mediadora entre o meio externo e interno do nosso organismo. Nela estão as glândulas sebáceas, as glândulas sudoríparas, os vasos sanguíneos, os receptores sensoriais e os folículos capilares (que fazem nossos pelos se arrepiarem para manterem o calor do corpo, por exemplo). Também é na derme que encontramos as células responsáveis pela estimulação do nosso sistema de defesa, outras responsáveis pela "limpeza" de células velhas, mortas ou malformadas e de agentes estranhos, como bactérias, fungos ou vírus e ainda outras que darão origem ao colágeno, elastina e outras fibras que formam a pele em sua uniformidade e resistência.

Quando somos jovens, a produção do sebo e do suor são ideais para a manutenção da hidratação e da proteção da pele contra microorganismos, e o colágeno e elastina são abundantes em nosso corpo. Com o passar da idade, a disponibilidade de colágeno e elastina, bem como a rápida resposta do sistema de defesa, diminuem, dando oportunidade para o aparecimento de vincos mais profundos na pele, flacidez e também doenças oportunistas, como micoses, dermatites, verrugas e câncer de pele, por exemplo.

3- Por fim temos a **hipoderme**, onde estão depositadas as gorduras do corpo, com as seguintes funções: proteger os órgãos internos de traumas (como um colchão de gordura), manter a temperatura e a umidade do corpo e estocar energia (em forma de lipídios) para ser usada em períodos de emergência (períodos sem ingestão de alimento). Também aí acontece a vascularização da pele.

É nesta camada que o que chamamos de "celulite" acontece, quando existe o acúmulo excessivo de gordura na hipoderme, desequilibrando o equilíbrio dentro e fora das células e provocando a retenção de líquidos nessa camada. Para as mulheres, o declínio do hormônio feminino estrogênio piora o quadro, pois a utilização das células adiposas para obtenção de energia será mais lenta ou nula.

Agentes agressores para a pele

Como falamos no início desse livro, nosso corpo não é nutrido somente pela boca, mas também pela pele. Da mesma forma, também somos contaminados por microorganismos, recebemos agressões externas e internas pela pele ou que influenciam na sua saúde.

Temos como agentes agressores externos da pele os fatores climáticos, como dissemos acima: o sol e seus raios ultravioleta, frio e vento fazem com que a pele envelheça precocemente.

Além desses, temos como fatores agressores externos muitos componentes de produtos que utilizamos na pele e cabelos. Cremes, sabonetes e shampoos que deveriam servir para embelezar e manter a saúde, destroem a camada de "sebo" da pele, alteram o PH (e a resistência à microorganismos), e inserem componentes estranhos ao nosso corpo (como metais pesados, derivados de petróleo e elementos criados em laboratório, por exemplo, que servem como conservantes, odorizantes e amaciantes, todos artificiais) através de nossa pele.

Estes produtos entram dentro de nossa circulação sanguínea pela pele, e podem nos intoxicar pouco a pouco, sem percebermos.

Também temos agentes agressores internos, que vem de nossa alimentação ou outros hábitos, que comprometem o funcionamento das células que recompõem a pele periodicamente, o equilíbrio de água e dentro e fora da célula e a alteração de PH ou má nutrição dos tecidos.

Estes agressores internos podem ser o consumo em excesso de açúcar, sal, álcool, alimentos gordurosos, bem como conservantes, estabilizantes, corantes, espessantes, hormônios e antibióticos presentes nos alimentos industrializados.

Some-se a isso uma dieta pobre em alimentos funcionais juntamente com uma ingestão pobre de água, e a saúde de nossa pele estará bem comprometida!

Como nutrir e cuidar da pele?

A nutrição da pele, como deve ter percebido, começa pela boca. Não é à toa que selecionamos tantos alimentos funcionais com função antioxidante para que você faça uso, diariamente, das mais diversas formas em sua alimentação diária.

A segunda forma de nutrir e cuidar da pele é através de cremes que não contenham agentes agressores em sua composição, e que tenham componentes com potencial regenerador, hidratante e antimicrobiano naturais.

Neste quesito, a Aloe Vera é uma base excelente para uma série de produtos cosméticos com a finalidade de limpar e manter a saúde da pele e dos cabelos.

Em primeiro lugar, o gel da parte interna da folha é altamente hidratante e nutritivo. Seus componentes químicos naturais:

- nutrem a pele,
- limpam e desintoxicam a epiderme e hipoderme;
- estimulam a produção de colágeno e elastina,
- acabam com processos alérgicos na pele e no couro cabeludo,
- debelam fungos e bactérias oportunistas, ao reequilibrar o ph da pele;
- estimulam a renovação celular e hidratação da pele;
- aceleram processos de cicatrização;
- bloqueiam o crescimento de células tumorais.

Além disso, as ligninas presentes na Aloe Vera fazem dela uma excelente carreadora de outros elementos nutritivos para dentro da pele.

Por exemplo, se usarmos um creme para o rosto à base de Aloe Vera, com outros "elementos funcionais" naturais, com propriedades antioxidantes, teremos a produção de colágeno, elastina e regeneração celular aceleradas, resultando em pele mais jovem e hidratada.

Se combinarmos a Aloe Vera à substâncias com poder anti-inflamatório, como em cremes, loções e até mesmo shampoos, veremos processos de dermatite, seborreia, caspa, verrugas (causadas por fungos), coceiras por picadas de insetos e queimaduras solares serem acalmados rapidamente. Por experiência, em menos de dez minutos já podemos sentir os resultados!

A Aloe Vera combinada com substâncias que forneçam sais minerais importantes, pode reduzir a dor e inflamação locais em questão de minutos.

A saúde da pele depende do que ingerimos, por isso vale lembrar que a Aloe Vera em forma de suco tem um poder nutritivo sem igual, e ajudará a acelerar a absorção dos componentes nutritivos de outros alimentos funcionais que ingerimos em nosso dia a dia.

Além disso, seu poder de limpeza das paredes dos intestinos permite o bom funcionamento de nosso "segundo cérebro", melhorando seu funcionamento, o nosso humor e nossa pele. Afinal um corpo limpo por dentro não tem mais impurezas para serem excretadas pela pele.

Outros alimentos funcionais podem ter ação semelhante, mas nunca tão completa quanto a Aloe Vera. Por isso é extremamente importante inserí-la em seus cuidados de saúde do corpo e da pele, para que aja de maneira complementar com tudo de bom que ingerirmos diariamente.

CAPÍTULO 4 – Compreendendo o que compõe os Alimentos Funcionais

Não é de hoje que os alimentos são considerados benéficos para a saúde. Os antigos diziam que "o alimento sara". Como tudo na vida, a diversidade conta mais do que a quantidade, quando falamos de alimentos funcionais.

Lembro de minha mãe preparando o meu prato, e ensinando que "para ser saudável, tem que ser colorido". De uma forma simples, ela me ensinou que precisava ter vários alimentos no prato, e de cores diferentes, para ter vitaminas, minerais, proteínas, carboidratos e gorduras, para suprir a necessidade de todo o meu organismo.

Essa lição que ela trouxe da casa dela e hoje se repete na minha vem sendo estudada por cientistas na modernidade, já que o uso de aparelhos e técnicas de pesquisa avançados possibilitam analisar os componentes de cada alimento, seja de origem vegetal ou animal, que ingerimos. E assim, diariamente, temos comprovações sobre ensinamentos antigos, vindos da observação e da experiência de nosso ancestrais, para nos mantermos saudáveis com o que ingerimos diariamente.

Para algumas pessoas é necessário mudar hábitos, retirando alimentos que são nocivos à saúde, e integrando aqueles que são saudáveis. Muitos, infelizmente, precisam adoecer, com sintomas de pressão alta, altas doses de glicose no sangue, obesidade, para buscarem a mudança.

Outros aprendem com a experiência alheia e capricham na mudança de hábitos alimentares antes que o corpo padeça.

Seja lá em que ponto esteja, aproveite para incorporar alguns dos alimentos que descreveremos no próximo capítulo em sua alimentação diária, para nutrir o corpo.

Vejamos a definição de alimentos funcionais por estudiosos e cientistas:

"Os alimentos funcionais são alimentos comuns de dietas convencionais, que apresentam propriedades fisiologicamente saudáveis no sentido de regular as funções corporais de forma a auxiliar na proteção de doenças como hipertensão, diabetes, síndrome metabólica, resistência à insulina, osteoporose, doenças cardiovasculares e câncer " (Souza et al., 2003; Candido e Campos, 2005; Afman e Müller, 2006).

Para a pesquisadora brasileira Dra. Jocelem Mastrodi Salgado, professora titular na área de Nutrição Humana da ESALQ/USP, em seu livro "Faça do Alimento o seu Medicamento":

"Alimentos funcionais são aqueles que, além de nutrir nosso organismo e saciar nossa fome, trazem componentes ativos e capazes de prevenir ou reduzir males que vão da constipação intestinal à osteoporose, arteriosclerose e até mesmo certos tipos de câncer ".

Para o Dr. Márcio Bontempo, em seu livro "Alimentação para um Novo Mundo", alimentos funcionais são uma novidade "muito antiga". Diz ele:

"Até mesmo Hipócrates, o Pai da Medicina, já sabia disso há quase 25 séculos: a melhor medicina é a prevenção por meio de alimentos que cumprem as suas funções no organismo".

Equilíbrio é fundamental

Os alimentos funcionais trazem um "mix" de compostos, como vitaminas, sais minerais e outros elementos importantes que trazem comprovadamente benefícios para a saúde. Consumidos nos pratos diários, bebidas frias e chás, ou em compostos nutracêuticos, em forma de suplementos alimentares e compostos vitamínicos naturais, fazem a "máquina corpo" funcionar com toda sua capacidade.

Mas devo lembrar que a diferença entre algo que faz bem e algo que faz mal, muitas vezes é a quantidade. Já diziam os antigos que "a virtude está no equilíbrio". Ou seja, não deixe faltar, mas também não exagere na dose de nada que ingerir, e aí ficará livre de complicações.

Há pessoas que começam a ter problemas a nível neurológico e muscular, com perda de coordenação e força no corpo, pela falta de ingestão de vitaminas do complexo B, por exemplo.

Recentemente ouvi o relato de uma mãe cuja bebê recém-nascida quase foi à óbito devido a uma má absorção de Sais Minerais durante o desenvolvimento intra-uterino. O relato de um tio afastado foi o que deu a pista necessária para que administrassem no bebê os elementos que faltavam para a manutenção de seu pequeno organismo. Hoje a criança é uma garotinha saudável de 3 anos, devidamente "monitorada" para receber através de sua alimentação tudo o que seu corpo necessita.

Da mesma forma, quantas pessoas não padecem de enxaquecas crônicas na região frontal e acima dos olhos, devido à ingestão excessiva de doces? Nossa cultura alimentar recente nos fez acreditar que o doce saboroso é aquele altamente açucarado.

O açúcar branco, refinado, pouco preserva das propriedades originais do caldo da cana-de-açúcar, de onde se originou. Enquanto o vegetal tem vários sais minerais e vitaminas, o açúcar branco contém diversas químicas para conservar e branquear, perdeu seus nutrientes, mantendo, porém, sua carga calórica.

O organismo, que é uma máquina inteligente, quando detecta o excesso de açúcar e toda a química artificial no sangue manda um sinal para o cérebro, e lá vem a enxaqueca! Como acupunturista, orientei muitos clientes a mudarem seu padrão alimentar, pois caso contrário, as agulhinhas chinesas teriam somente efeito temporário, tanto quanto qualquer analgésico – só quem bem mais caro...

Da mesma forma que o organismo provoca dores de cabeça com o excesso de açúcar, também apresenta sinais com o excesso de sal, por exemplo. Dores de cabeça em forma de pressão na nuca até enxaquecas, além do inchaço devido à retenção de líquido no corpo indicam este desequilíbrio.

Como exemplo de mudança positiva, substituir o açúcar branco pelo mascavo ou demerara, diminuir a quantidade de sal e caprichar nas ervas aromáticas trará grandes benefícios para a sua saúde e de sua família.

Compreendendo a "sopa de letrinhas" da ciência

Muitas vezes ficamos perdidos entre os nomes difíceis que aparecem em rótulos e embalagens de alimentos ou suplementos. Também pode acontecer ao lermos os benefícios desse ou daquele alimento funcional, de aparecerem palavras complicadíssimas, vindas diretamente dos livros de química e biologia para nos fazerem sentir que dormimos em alguma aula da escola!

Para que você possa compreender os termos realmente indecifráveis da química e da física, e também entender o motivo de ser essencial a presença de vitaminas e minerais, segue abaixo um pequeno dicionário de todos os termos que aparecerão nesse livro, para que sua leitura não seja uma tortura!

Um dicionário valioso e muito útil

Ácidos Graxos – são um tipo de lipídios (gorduras), e podem ser saturados ou insaturados. Os ácidos graxos **saturados** apresentam-se de forma sólida em temperatura ambiente, tem origem animal, são conhecidos como "colesterol ruim" (LDL), e associados a problemas de saúde.

Os ácidos graxos **insaturados** apresentam-se de forma líquida (óleos) em temperatura ambiente, tem origem animal e também vegetal, são conhecidos como "bom colesterol" (HDL), pois geram energia e auxiliam importantes reações químicas no laboratório do nosso corpo. Alguns exemplos são o **ômega 3,** encontrados em peixes de água fria, e o **ômega 6,** encontrados em óleos vegetais.

Os ácidos graxos insaturados possuem ação anti-inflamatória, antioxidante, atuam na melhora do humor, estão presentes na produção de componentes que estruturam nossas células e controlam o nível de colesterol, diminuindo o risco de doenças cardiovasculares.

Aminoácidos – são os "tijolinhos" que formam as proteínas e enzimas, e, portanto, são fundamentais em nossa alimentação. Os aminoácidos se unem, formando **peptídeos,** ligando-se como "correntes" em milhares de combinações de proteínas e enzimas. Reconheça os aminoácidos quando aparecerem em textos:

- Ácido aspártico
- Ácido glutâmico
- Alanina
- Arginia
- Cisteína
- Cistina
- Diiodotirosina
- Fenilalanina
- Glicina

- Hidroxilisina
- Hidroxiprolina
- Histidina
- Isoleucina
- Leucina
- Metionina
- Prolina
- Serina
- Tireonina
- Tirosina
- Triptofano
- Valina

A função dos aminoácidos é permitir que as vitaminas e minerais sejam processados em nosso "laboratório químico" do corpo. São encontrados em proteínas de origem animal (carnes, ovos, leite e derivados) e proteínas de origem vegetal (soja, arroz, trigo e legumes em geral).

Antioxidantes – são as substâncias que retardam e previnem o envelhecimento celular e uma série de doenças, ao **combaterem os radicais livres** que circulam pelo nosso organismo. As substâncias antioxidantes também tem um papel de reparação dos tecidos já lesionados pela ação oxidante dos radicais livres.

Antraquinonas – são substâncias presentes em várias plantas, formadas por uma reação entre as antronas e oxigênio. As antraquinonas tem ação farmacológica, agindo como laxantes naturais (como a aloína, por exemplo). Também possuem propriedades bactericidas, fungicidas e virucidas cientificamente comprovadas (veja no capítulo Validações Científicas), bem como propriedades analgésicas, anti-inflamatórias e antitumorais. Entre as plantas que tem antraquinonas, temos a Aloe Vera, a Hena, a Cáscara Sagrada, o Ruibarbo e o Ipê-roxo.

Carboidratos – **ou Glicídios,** são biomoléculas formadas por átomos de carbono, hidrogênio e oxigênio, também conhecidas como **Açúcares**. Além da função de dar energia para as células, também tem importantes funções estruturais em tecidos de plantas e animais, e também na estrutura do núcleo das células.

São encontrados em alimentos de origem vegetal, que os produzem através da fotossíntese, e em alimentos derivados do leite e no mel.

São divididos em três tipos, de acordo com sua complexidade:

- **Monossacarídeos** – possuem só uma molécula de açúcar, e são eles que entram dentro da célula para gerarem energia, já que são as menores moléculas possíveis. Tudo o que ingerimos é metabolizado/digerido no "laboratório químico" do corpo pelo Fígado, para transformar-se num monossacarídeo, capaz de penetrar a membrana celular. São monossacarídeos:

1. *Glicose* - o nosso Fígado quebra todas as moléculas de proteínas, gorduras e açúcares e transforma em glicose, para alimentar nossas células;
2. *Frutose* – é o açúcar naturalmente obtido através das frutas.
3. *Galactose* – é o açúcar obtido através do leite humano e de outros animais e também de derivados de leite.

- **Dissacarídeos** – são carboidratos formados pela ligação de dois monossacarídeos. São eles:
  1. *Maltose* – glicose + glicose
  2. *Sacarose* – glicose + frutose
  3. *Lactose* – glicose + galactose
- **Polissacarídeos** – são carboidratos complexos, em forma de longas cadeias de monossacarídeos. São eles:
  1. **Amido** – é responsável por armazenar a energia dos vegetais.
  2. **Celulose** – formada por uma cadeia de glicose, é insolúvel e produz as fibras das plantas.
  3. **Glicogênio** – é formada por uma cadeia de moléculas de glicose, e a principal reserva energética dos animais, sendo armazenado no fígado e músculos.
  4. **Glicosaminoglicanos** – ou mucopolissacarídeos, têm como base unidades dissacarídicas repetidas. Alguns mucopolissacarídeos importantes são:
- **Acemanan** – é um mucopolissacarídeo produzido por nosso corpo até a puberdade, e que está presente em nossas células do tecido conjuntivo (pele, tendões, mucosas, cartilagens). Após a puberdade, terá que ser reposto pela alimentação. **O Acemanan aumenta a resistência do organismo contra bactérias, vírus e parasitas**, além de ter atividades antitumorais comprovadas, já que inibe o crescimento de células tumorais e ao mesmo tempo, promove a formação de células saudáveis.
- **Glucosamina** – está presente nos tendões e articulações de todos os vertebrados, e nas carapaças (exoesqueleto) de frutos do mar (como camarões, caranguejos, lagostas etc). A glicosamina é precursora de diversos elementos formadores da cartilagem articular, como o ácido hialurônico, o sulfato de heparano e o **sulfato de condroitina**. Tanto a glucosamina quanto o sulfato de condroitina são importantes para a manutenção da saúde ósteo articular, por fazerem a reconstituição de cartilagem, tendões e ligamentos articulares. A glucosamina também tem ação anti-inflamatória, e ajuda em distúrbios musculares, digestivos e circulatórios.

Enzimas – são proteínas com uma função específica, de acelerar a velocidade das reações químicas em um organismo. Elas não são destruídas nem fazem parte de nenhum tecido do corpo, por isso podem ser utilizadas inúmeras vezes em um mesmo tipo de reação química. Por isso chamamos as reações químicas intermediadas por enzimas de "sistema chave-fechadura", pois cada tipo de enzima funciona como uma "chave/código" para um tipo de reação química. O encaixe é igualzinho o de uma chave feita para uma fechadura, e como qualquer chave, pode funcionar muitas vezes. O corpo é perfeito, não é mesmo?

O final do nome das enzimas sempre é em "ase" que significa "quebra" ou decomposição. Descubra quem são elas nos textos:

- Catalase – quebra o peróxido de hidrogênio;
- DNA polimerase – quebra e duplica nosso DNA;
- Lactase – quebra a lactose;
- Lipase – quebra as gorduras;
- Protease ou pepsina – quebra as proteínas em "pedaços" menores;
- Urease – quebra a uréia;
- Amilase ou Ptialina – quebra o amido na boca (está na saliva);
- Tripsina – quebra as proteínas que chegam à digestão no intestino.

Flavonoides – são encontrados em diversas espécies vegetais, frutas, flores, mel, chá e vinho. Tem ação antioxidante poderosa, anti-inflamatória, anti-hemorrágica, antialérgica, antitumoral e hormonal. Também aumenta a resistência dos vasos sanguíneos e auxilia na absorção da vitamina C.

Como podemos encontrar nos textos:

- Flavonas
- Flavanonas
- Chalconas
- Flavonóis
- Diidroflavonóis
- Isoflavonas
- Antocianinas
- Auronas

Ligninas – são moléculas presentes na madeira e casca de plantas terrestres e que se associam à celulose, para impermeabilizar, dar rigidez e resistência contra microorganismos, devido à sua função fungicida. Na pele humana facilita a absorção de outras substâncias, servindo como carreadora (uma substância que "carrega" as outras mais rápido para dentro das células).

Lipídios – ou Gorduras são o principal combustível para o nosso corpo, numa reação química em que se unem ao oxigênio, para "queimar" calorias. Vale lembrar que é o oxigênio que torna possível fazermos fogo na natureza, e dentro de nosso organismo, tem a mesma função, mas em reações químicas para nos dar energia para as atividades diárias.

Enquanto os carboidratos são queimados rapidinho em atividades físicas de impacto, os Lipídios são queimados em atividades diárias e mais leves. Se consumidos em excesso, formam a nossa camada de gordura. Essa gordura estocada tem duas funções para o organismo: reserva de energia para "tempos difíceis", também servindo para reter substâncias químicas tóxicas, normalmente provenientes de remédios e alimentos industrializados, que, caso contrário, circulariam pelo nosso organismo.

Proteínas – são moléculas gigantes.   Existem mais de 50 mil tipos delas, e são formadas por grandes cadeias de peptídeos (união de 20 aminoácidos). Normalmente tem em sua composição moléculas de carbono, nitrogênio, oxigênio, hidrogênio, enxofre, ferro, zinco e cobre.

Proteínas estão presentes nas nossas células, realizando funções importantes dentro do organismo, como:

- defesa (anticorpos);
- armazenamento e transporte de substâncias;
- controle de metabolismo (produzindo hormônios e neurotransmissores);
- fornecimento de energia;
- acelerando reações químicas (enzimas);
- construção e reparação de tecidos e músculos.

Radicais livres – lembra que nós respiramos Oxigênio para viver? O Oxigênio, fora do corpo, é responsável por "oxidar" os metais (enferrujar). Pois dentro o corpo também é assim! Essas moléculas tem uma "cauda de elétrons" solta (o bendito "radical" que está livre), buscando constantemente se combinar com outras células, transferindo uma molécula de oxigênio para elas, e assim "oxidando" células saudáveis.

Quando a célula saudável se oxida, a membrana que envolve a célula vai sendo corroída. Quanto mais esta oxidação acontece, mais as doenças (normalmente ligadas à idade, sedentarismo ou maus hábitos alimentares e de saúde) aparecem, tais como: hipertensão, placas de gordura nas artérias, obesidade, doenças degenerativas e vários tipos de câncer.

Sais minerais: são nutrientes que absorvemos/ingerimos na água que bebemos e nos alimentos que comemos. São necessárias quantidades mínimas de sais minerais para o corpo funcionar corretamente.

Tem funções importantes na produção de hormônios, formação de ossos e dentes, equilíbrio da pressão sanguínea, funcionamento muscular, respiração e sistema nervoso, além da produção de energia. Veja quais são alguns deles:

- **Cálcio** – presente em todo o corpo, está no tecido ósseo, nos dentes, auxilia na contração dos músculos, coagulação sanguínea e na liberação de hormônios.

- **Cobre** – controla as enzimas que estimulam a formação de tecidos e pigmentos da pele.

- **Ferro** – está nos glóbulos vermelhos do sangue, auxiliando a carregar o oxigênio até as células. Também ajuda no sistema imunológico e no trabalho dos músculos. Sua falta causa a anemia.

- **Flúor** – importante na formação e manutenção de ossos e dentes.

- Fósforo – juntamente com o cálcio, é encontrado nos ossos, e também é importante na formação da membrana das células e do DNA.

- Iodo – importante na formação dos hormônios da tireoide.

- Magnésio – importante na produção de hormônios, de vitamina D, na contração e relaxamento dos músculos e no equilíbrio da pressão arterial.

- Manganês – auxilia no metabolismo da glicose no sangue, é antioxidante e colabora para o bom funcionamento do cérebro e do aparelho reprodutivo.

- Potássio – participa da produção de proteínas e do processo de geração de energia para as células, tem funções importantes na transmissão dos impulsos nervosos, função muscular e no controle da pressão arterial.

- Selênio – antioxidante e protege o organismo de diversos tipos de câncer e doenças degenerativas, além de auxiliar o bom funcionamento da tireoide.

- Sódio – responsável por regular os líquidos no corpo, a pressão sanguínea e participar tanto da contração muscular quanto na transmissão de impulsos nervosos.

- Zinco – essencial na fase de crescimento, promove o bom funcionamento da tireoide e produção de insulina, fortalece o sistema imunológico e é antioxidante.

- Enxofre – ou MSM (Metil Sulfonil Metano) é o terceiro mineral mais abundante no corpo humano (após o cálcio e o fósforo), e é importante para metabolizar vitaminas e minerais, na saúde das articulações, da musculatura e na elasticidade e cicatrização saudável da pele, além da resistência de unha e cabelos. Desintoxicante, ajuda a reduzir quadros alérgicos, inflamações de pele, de intestino e das articulações.

Saponinas – a palavra parece com sabão, e não é por acaso. As Saponinas são substâncias de origem vegetal que, misturadas com a água, formam espuma. Além de promover a limpeza onde passa, sendo desintoxicantes, tem propriedades antissépticas e bactericidas.

Taninos - são compostos de origem vegetal, presentes em leguminosas e vegetais (originados dos flavonoides). Ficam na parte externa da planta, defendendo-as de predadores e doenças, devido ao sabor mais amargo e/ou toxidade que conferem à folhagem.

Tem função antioxidante, adstringente, cicatrizante, anti-hemorrágica, antidiarreica, e é usado na farmacologia como antídoto em caso de intoxicações por metais pesados e no curtimento de couro por inibir o processo de putrefação da pele.

Vitaminas – são elementos indispensáveis para a vida, e o organismo sofre alterações muito sérias na ausência de qualquer uma delas. Elas não fazem parte dos nossos tecidos (músculo, pele, nervos, tendões etc), mas participam de todo o "laboratório químico" do corpo. A ausência delas traz sintomas como cansaço mental, falta de memória, irritação, perda de disposição, dores indeterminadas pelo corpo, predisposição à quadros depressivos ou ansiosos, e até estresse crônico.

Temos vitaminas que são solúveis em água (as hidrossolúveis, como as do complexo B e a C) e as que são solúveis em gorduras (lipossolúveis, como as vitaminas A, D, E e K). As hidrossolúveis não conseguem ser armazenadas no organismo, mas as lipossolúveis, sim.

- **Vitamina A** – ou *retinol*, é responsável pela saúde dos olhos e também do sistema de defesa do corpo. A vitamina A vem do *Betacaroteno*.

A encontramos em folhas verde-escuras (rúcula, acelga, espinafre, couve), frutas e verduras alaranjadas (cenoura, abóboras, manga). É *antioxidante* e protege nossa pele dos raios solares.

Sinais de falta de vitamina A: lesões na pele, cegueira noturna, retardo no crescimento, propensão à bronquite e doenças respiratórias.

- **Vitaminas do complexo B** - são hidrossolúveis e não são produzidas em grande quantidade pelo corpo, portanto a alimentação é sua maior fonte.

As encontramos em cereais, leguminosas, vegetais verdes, peixes, abacate, brócolis... São importantes para o corpo converter os alimentos em energia (fundamentais para quem faz exercícios físicos) e influenciam no crescimento e regeneração dos músculos.

Sinais de falta de vitaminas do complexo B: fraqueza muscular, cansaço, anemia, tontura, memória ruim, irritação, dor de cabeça, cãibra, dermatites, unhas fracas e queda de cabelo.

- **B1** – *Tiamina,* melhora o sistema imunológico, mantém o tonus dos músculos e combate estresse.
- **B2** – *Riboflavina*, é um antioxidante natural e ajuda no transporte de oxigênio no corpo.
- **B3**- *Niacina*, tem o papel de manutenção de células do sistema sanguíneo e nervoso, e também provoca o aumento do colesterol bom (HDL) no corpo.
- **B5** – *Ácido Pantotênico*, ajuda na quebra de gorduras e carboidratos, e aumenta o nível de testosterona (hormônio masculino).
- **B6** - *Piridoxina*, estimula a produção de serotonina e melatonina (hormônios que induzem ao sono e relaxamento), reduz o risco de doenças cardíacas e diminui quadros inflamatórios.
- **B7** - *Biotina*, ajuda no controle dos níveis de açúcar no sangue (essencial para diabéticos), é essencial para a gestação (pois ajuda na formação dos tecidos do corpo) e melhora a saúde de unhas e cabelo.
- **B9** – *Folato*, também é essencial na gestação (pois cuida da saúde do sistema nervoso), é responsável por uma boa memória e ajudar no combate à depressão de fundo orgânico.
- **B12** – *Cobalamina*, responsável pela saúde do nosso sistema nervoso (mantém a integridade da bainha de mielina) e no metabolismo de lipídios e carboidratos.

- **Vitamina C** – ou *Ácido Ascórbico*, é um poderoso antioxidante, retardando várias doenças ligadas ao envelhecimento, bem como o envelhecimento da pele. Ajuda também a prevenir tumores e problemas cardíacos, na cicatrização de lesões e combate estresse.

A encontramos em frutas cítricas, verduras de folhas e batatas.

Sinais de falta de vitamina C: sangramento e feridas na gengiva, cicatrização lenta, fraqueza, perda de apetite, depressão.

- Vitamina D – é essencial para a manutenção do nosso tecido ósseo, promovendo a absorção de cálcio e fósforo.

Encontramos a vitamina D em peixes gordos, mas 90 por cento dessa vitamina é produzida em nossa pele, após nos expormos ao sol, de preferência nos horários antes das 9 da manhã e depois das 15 horas. 10 minutos por dia de exposição à luz solar são suficientes.

Sinais de falta de vitamina D: osteoporose, raquitismo, dentes fracos e dores musculares.

- Vitamina E – ou *Tocoferol,* é outro poderoso antioxidante, auxiliar na prevenção de doenças cardiovasculares. Também auxilia na absorção da vitamina A e combate a fadiga.

A encontramos em óleos vegetais, nozes, sementes, verduras verdes e gérmen de trigo.

Sinais de falta de vitamina E: envelhecimento precoce, pele seca/escamosa, esterilidade, fraqueza muscular e dificuldade de coordenação motora.

- Vitamina K- *Filoquinona e Menaquinona,* é essencial para a boa coagulação sanguínea, para a saúde dos ossos e outros tecidos do nosso corpo.

Aonde encontramos: as *Filoquinonas* são encontradas em verduras de folhas verdes e óleos vegetais. As *Menaquinonas* são produzidas por bactérias no intestino, em pequenas quantidades.

Sinais de falta de vitamina K: sangramentos, dificuldade de coagulação do sangue.

A partir daqui, com esse guia em mãos, será muito mais fácil acompanhar o porquê de tantos alimentos serem considerados funcionais, no nosso próximo capítulo.

CAPÍTULO 5: Vários Problemas e Uma Solução – Os Múltiplos Benefícios da Aloe Vera

Como já expliquei antes, um corpo doente é um corpo desequilibrado. Para que ele volte a funcionar bem, precisa limpar toxinas e elementos que estão demais em nosso sangue e em nossos órgãos, para que a digestão (tanto a que acontece no sistema digestivo quanto a microscópica) aconteça com 100% de aproveitamento do que ingerimos.

Vamos comparar o corpo com um automóvel? O alimento é a gasolina do corpo, e nossos órgãos, as peças do carro. Se você perguntar a qualquer mecânico, para que o carro possa funcionar bem, além de uma boa gasolina é preciso sempre colocar um Aditivo que limpe o motor do carro (para que 100% do combustível seja aproveitado e renda mais quilômetros por litro). Também é preciso que os filtros do carro estejam limpos, e o reservatório de água esteja cheio, para não queimar o motor.

O corpo não é diferente.

Com a alimentação cheia de químicas que ingerimos, alimentos industrializados, gordurosos, cheios de açúcar, e com produtos para a higiene lotados de minerais pesados e mais químicas, é óbvio que o corpo se desequilibre e adoeça com mais frequência do que no tempo de nossos avós.

Alergias, inflamações, dores no corpo ou de cabeça de origem desconhecida são companheiras diárias de uma boa parte da população. Isso sem falar em doenças mais graves que mudam a vida de muita gente.

Por um lado pode existir um tendência genética para algumas doenças, ou causas emocionais que ajudem o sistema de defesa do corpo a "baixar a guarda" e facilitar alguma doença. Ou como dizem na medicina Oriental, fatores que desequilibram o "fluxo de energia" do corpo, instalando bloqueios – que nos fazem doentes.

Por outro lado, existe a causa puramente física, que é a "sujeira" que guardamos dentro do corpo, que fica circulando como toxinas pelo sangue, e nos envenenando pouco a pouco, fazendo o "nosso carro" trabalhar mal e não render o que poderia em seu estado normal.

Se num carro nós usamos um aditivo para limpar o motor, no corpo nós podemos usar alimentos específicos para desintoxicar nossos órgãos. Desintoxicados, conseguimos aproveitar 100% do que ingerimos, e o corpo consegue se defender, separar o que é bom e ruim, sem "dormir no ponto".

Existem alimentos considerados *depurativos,* que **desintoxicam** o nosso organismo, do órgão à célula.

Ainda há outros que são considerados *superalimentos*, devido à grande **quantidade de nutrientes** que possuem e benefícios que acarretam a quem os consome. Apesar de ser um termo muito usado nos últimos anos, o termo utilizado por pesquisadores e nutricionistas é "alimentos funcionais".

Os alimentos são considerados *funcionais*, quando **ajudarem o corpo a realizar suas funções** com mais facilidade. Falando bonito, são aqueles "que apresentam propriedades fisiologicamente saudáveis no sentido de regular as funções corporais de forma a auxiliar na proteção de doenças como hipertensão, diabetes, síndrome metabólica, resistência á insulina, osteoporose, doenças cardiovasculares e câncer" (revista Inova Saúde, Crisciúma, vol I, nov. 2012).

O que eu não sabia, e descobri há poucos anos, era da existência de um vegetal que teria todas essas qualidades juntas: desintoxicante, cheio de nutrientes e funcional.

Estou falando da **Aloe Vera**, conhecida popularmente como Babosa. Ela funciona em nosso corpo como o Aditivo funciona para um carro.

Ela e outros alimentos fazem parte desse livro, buscando passar a você, leitor, um pouco do que venho aprendendo e usando, para que você também possa ajudar seu corpo a trabalhar melhor e em equilíbrio.

O que é a Aloe Vera?

A Aloe é da família das Liliáceas, e parente do alho e da cebola. As espécies Aloe Barbadensis Miller e Aloe Arborescensis são as mais conhecidas, por apresentarem benefícios terapêuticos e nutricionais bem estudados.

Desde quando a Aloe Vera é usada?

A Aloe Vera é usada desde a antiguidade. Também chamada de Lírio do Deserto e Babosa, entre outros nomes, existem mais de 400 tipos de Aloe em todo o mundo. Foram descobertos registros de seu uso, interno e externo remontando a mais de 4 mil anos. Vejamos alguns:

- No Egito era considerada a planta da imortalidade, e aparece no Livro Egípcio dos Remédios, datado de 1550 A.C. em pelo menos 12 fórmulas medicinais;
- Na Suméria (atual Iraque) foram encontradas pequenas tábuas de argila do século 18 a.C., descrevendo as qualidades da Aloe como laxante;
- Os árabes foram os primeiros a transformarem a Aloe num pó, vendido depois pelos fenícios para todo o império greco-romano e para a Ásia. Era usada com diversos fins terapêuticos, descritos pelos persas já no século VI A.C;
- Na Grécia, no ano 74 D.C., o médico Diascórides já descrevia em seu livro De Matéria Médica a utilização da Aloe para diversos fins: desintoxicante, para curar feridas, úlceras e abcessos, clarear a pele e muito mais. Seu livro foi usado ao longo dos próximos 1500 anos;
- Em Roma, desde o século II D.C. médicos como Galeno, Antillo e Arétaco já utilizavam a Aloe;
- Na Índia, Malásia e Tibete até a China, a partir do século VI A.C., a Aloe era usada como tonificante, vermífugo, antitérmico, para problemas de pele, asma, vômitos e quadros inflamatórios;

- Na África, os nativos lavavam o corpo e cabelos com o gel da Aloe, que os protegiam das picadas de insetos e dos raios solares. Os Bantos a usavam também para problemas na pele, inflamações nos olhos, infecções, hemorroidas, problemas intestinais e outros.
- Na idade Média, no ano 685, o médico grego Paulo de Egina descreveu as propriedades anti-inflamatórias da Aloe.
- No século IX, o médico árabe Avicena volta a citar o uso da Aloe, como seus antepassados, mas acrescenta em seus escritos a utilização para enfermidades oculares.
- Na Renascença, enquanto continuou a ser usada na Ásia e Oriente para diversos fins, na Europa era usada somente como laxante.
- Na América Central, quando Cristóvão Colombo chegou, no século XV, já encontrou plantas de Aloe, e as tradições dos povos nativos (Maias) já falavam dos poderes protetores da planta.
- Os jesuítas, após a conquista pelos espanhóis, trataram de fazer uso da Aloe aonde tinham suas Missões, certamente se baseando nos antigos textos greco-romanos, bem como a plantaram não só na América Central como na do Sul.
- Nos séculos 18 e 19 a Aloe era cultivada para a fabricação de seu pó, nas colônias inglesas em Barbados, África do Sul e vários outros lugares, mas seu uso limitava-se ao de um potente laxante.

Apesar de se falar muito dos registros bíblicos do uso da Aloe, a "Aloé" citadas na Bíblia era uma árvore resinosa, chamada na Índia de *agalochon,* da qual o óleo era usado como perfume, e no preparo do corpo dos mortos, junto com a mirra, incenso e nardos.

O fato é que a Aloe, aparecendo ou não na Bíblia, é uma planta com potenciais extraordinários, descobertos em detalhes com a evolução dos métodos de pesquisa científicos, a partir do século XX.

O uso da Aloe a partir do século XX

A Aloe, como pode ver, espalhou-se pelo mundo, mas no início do século XX seus antigos usos estavam esquecidos pelo mundo ocidental. Isto mudou somente a partir dos anos 30, nos Estados Unidos, quando os doutores Collins, de Maryland, relataram o uso que faziam da folha da Aloe para tratar queimaduras causadas pelo raio-X. Eles também criaram o primeiro produto a base da folha, um unguento batizado de Alvagel.

Os resultados obtidos foram publicados em revistas médicas importantes, chamando a atenção da comunidade médica americana para o potencial da Aloe Vera. Novas pesquisas foram feitas por outros profissionais ao redor do mundo, comprovando sua capacidade cicatrizante e descobrindo novas qualidades também com a ingestão de seu suco.

Vejamos alguns usos que foram cientificamente provados

- Regeneração mais rápida da pele e da vascularização (em queimaduras, cortes, cirurgias, por exemplo);
- Reequilibrando funções do intestino;
- Em alergias de pele e respiratórias;
- Analgésica e anestésica local;

- Protetora contra os raios UV;
- Inibidora no desenvolvimento de vírus, bactérias e fungos;
- Anti-inflamatória local ou em processos internos (rinites, sinusites etc);
- Inibidora do crescimento de células tumorais;
- Auxiliar na cicatrização de úlceras no estômago;
- Repositora de vitaminas, sais minerais, açúcares e aminoácidos essenciais ao corpo;
- Baixando a glicemia;
- Reguladora das defesas do organismo;
- No tratamento de problemas oculares;
- Fortalecendo e renovando pele, cabelos e unhas.

Todos estes usos são resultado da composição química riquíssima da Aloe Vera. São mais de 200 componentes ativos, sendo 75 nutrientes, dentre eles 20 minerais, 18 aminoácidos e 12 vitaminas.

Dentre estes elementos, existem um açúcar composto chamado de Acemanan pelos cientistas. Sou presença é tão importante que o Conselho Internacional de Ciência sobre Aloe (International Aloe Science Council), bem como a União Europeia, China e Coréia só certificam como "produtos de Aloe Vera" àqueles que tenham Acemanan em sua composição.

A planta

A Aloe Vera é natural de climas desérticos, e possui folhas "carnudas", que tem a capacidade de fecharem seus "poros" durante o dia, para não desidratarem ao sol. Suas raízes são profundas e absorvem água muito rapidamente.

Ainda que não pareça, a Aloe pertence à família botânica das cebolas e alhos – duas outras espécies vegetais com propriedades benéficas para nossa saúde, há muito tempo comprovadas.

Enquanto a parte externa da folha é grossa e possui espinhos, sua parte interna é composta por uma polpa gelatinosa, que armazena grande quantidade de água e todos os outros nutrientes, inclusive o maravilhoso Acemanan, do qual falarei com mais detalhes adiante.

É na parte mais externa da folha que se encontra a Aloína, outra substância da Aloe. A Aloína tem efeito laxativo, e é a razão dos árabes terem convertido a planta em pó, há mais de 4 mil anos, e exportá-la para muitos países com quem mantinham comércio. Este processo é utilizado até os dias de hoje.

A Aloína, porém, em grande quantidade, ou se consumida por longos períodos, é tóxica para o nosso organismo, causando irritação no Fígado e Estômago. Por esse motivo, tudo o que é feito de Aloe Vera, se processado industrialmente para ser **ingerido**, precisa conter menos de 1% de Aloína em sua composição. Só assim é aprovado pelo Conselho Internacional de Ciência sobre Aloe, em âmbito mundial, e pelas "Anvisas" de vários países.

Mesmo os produtos para serem passados na pele/corpo precisam ter menos de 5 % de Aloína em sua composição, para não causarem irritação na pele, e receberem a aprovação dos órgãos acima citados.

Vejamos com mais detalhes.

Aloe Vera, uso interno e externo

Os produtos de Aloe Vera podem ser processados tanto a partir da folha inteira (casca e polpa) quanto somente a partir da polpa gelatinosa. No **processo industrial** de ambas as formas, é feita a filtragem, com a **retirada da Aloína** e conservação de suas propriedades nutricionais. Os sucos obtidos dessa forma, como quaisquer outros, podem ser consumidos sem perigo.

Existem, porém, receitas caseiras de suco de babosa, difundidos em livros e pela internet. Ainda que a babosa seja ótima, é importante lembrar que ao fazer uma receita caseira não há como separar a Aloína, que é tóxica, do suco obtido a partir de toda a folha. Isso vale também para os extratos secos vendidos em cápsula.

Afinal, não é nada agradável buscar um reequilíbrio do organismo e ao invés disso, causar uma irritação do fígado, estômago ou mesmo mucosas do intestino!

Quanto a seu uso externo, se você tiver uma planta em seu jardim ou num vaso, sua polpa pode sim servir como um "primeiro-socorro" no caso de queimaduras, ou mesmo ser fixada com uma gaze em machucados para evitar infecção e acelerar a cicatrização. Porém como está *in natura* é preciso trocar com frequência, pois oxida rapidamente (dá para perceber, pois a polpa e a casca escurecem).

Para quem não tem a possibilidade de ter a planta a seu alcance, existem no mercado inúmeros produtos feitos de Aloe Vera, corretamente manipulados e conservados, bem como a possibilidade de solicitar a manipulação de produtos em farmácias especializadas.

No caso de produtos industrializados ou manipulados é importante verificar a porcentagem de Aloe Vera que compõe o produto, além da associação que é feita entre ela e outros elementos.

Alimento funcional e rico em nutrientes

Quando vejo a composição química de uma folha de Aloe, penso que o Criador foi generoso ao extremo. Numa folha madura da planta (com 4 ou 5 anos) temos nutrientes bastante conhecidos de todos, como vitaminas e vários sais minerais, e outros que a maioria de nós nunca ouviu falar, mas são o motivo desta planta ser considerada um alimento funcional.

Se você não é cientista, biólogo ou da área da saúde, deve estar pensando "e daí"? Daí que todos esses componentes têm funções importantes dentro do nosso corpo.

Lembra-se o corpo é um grande laboratório químico? Manter o corpo abastecido com determinados elementos é o que proporciona a saúde.

Todas as substâncias combinadas numa folha de Aloe ajudam a preservar e regenerar o corpo, proteger de doenças oportunistas, manter os hormônios e enzimas em equilíbrio, desintoxicar e proteger os órgãos das substâncias químicas perversas que ingerimos diariamente nos alimentos industrializados, e nos alimentar até a última célula.

Vamos saber mais sobre a Aloe Vera no próximo capítulo.

CAPÍTULO 6: Conheça os Alimentos Funcionais Que Estão a Sua Volta

Nosso livro tem como principal alimento funcional a Aloe Vera, e mais especificamente a Aloe Barbadensis Miller, por ser uma das poucas espécies de Aloe apropriada para uso interno também.

Minha experiência pessoal me mostrou que utilizar a Aloe associada com outros alimentos funcionais proporcionou ao meu organismo uma recuperação que eu não obtinha usando-os isoladamente, e em várias áreas. Exemplos: minhas unhas sempre foram "fracas", quebrando ou desfolhando com facilidade, eu sofria com crises alérgicas respiratórias e dermatite no couro cabeludo há anos, e já apresentava sinais de pré-menopausa. Mesmo com uma dieta regular e variada de frutas, verduras, legumes, entre eles cogumelos e algas, essas características não mudavam.

Porém, quando iniciei o consumo de Aloe, a limpeza que ela proporcionou a nível intestinal, somada à sua capacidade de carregar os nutrientes e elementos funcionais de outros alimentos para os tecidos do corpo e células, foram fundamentais para que, em menos de três meses, tivesse unhas fortes e que não quebram, pudesse descobrir o que é respirar, sentir cheiros e sabores normalmente, ter finalmente o couro cabeludo limpo e sem feridas, e parasse de sentir os fogachos da pré-menopausa. Pessoas que me viam semanalmente começaram a me perguntar o que eu estava fazendo com minha pele!

Quanto aos alimentos funcionais que serão apresentados, quero deixar ressaltado aqui que além de poderem ser ingeridos (como comida ou bebida), também podem ser usados na composição produtos cosméticos, como cremes, sabonetes, shampoos, "alimentando" a nossa pele (veja mais no capítulo sobre Pele). Gosto de brincar com as palavras, e digo que, nesse caso, eles se tornam **elementos funcionais**.

Muitos deles também são utilizados na aromaterapia, um ramo da terapia natural reconhecida pela OMS, onde são utilizados os óleos essenciais de muitos desses vegetais aqui apresentados, seja em compressas, banhos, massagens ou inalação.

Quando iniciei as pesquisas para compor este livro, busquei muitas informações científicas para poder escrever com verdade e clareza. Por mais que seja apaixonada pela Aloe Vera e seus benefícios, não quis "puxar a sardinha" para ela, caso isso não correspondesse à verdade. Pesquisei outras plantas e alimentos funcionais com o mesmo cuidado que a Aloe, buscando composição química e benefícios.

Numa publicação do Conselho Regional de Farmácia do Estado de SP, de julho de 2009, vemos a seriedade como este assunto é tratado:

"Muitas plantas brasileiras são utilizadas pela população há várias gerações, a maioria das quais já foi estudada e/ou está em estudo, no campo da etnobotânica. A partir dessa ciência se fez a necessidade de validar essas plantas para que pudessem ser prescritas e empregadas com segurança e eficácia. A validação de uma planta como medicinal necessita de uma equipe multidisciplinar trabalhando em conjunto por um período de 5 a 10 anos de pesquisas e ensaios clínicos".

Ainda que não estejamos falando de plantas medicinais, mas sim **funcionais,** é importante saber a seriedade com que os pesquisadores se debruçam no estudo das mais variadas espécies vegetais com relatos de propriedades benéficas a nossa saúde.

Peço então que preste bastante atenção na composição da Aloe Vera, comparando-a com os outros alimentos (ou elementos) funcionais. A natureza realmente é prodigiosa, e nesta planta de clima seco ou desértico colocou um reservatório natural de tudo o que um ser vivo necessita para sobreviver. Enquanto alguns alimentos são pródigos em vitaminas, outros ricos em minerais, outros em proteínas, a Aloe possui todas as classes de elementos armazenadas em seu rico gel.

Apresentarei neste capítulo alguns outros alimentos funcionais, para que possa utilizá-los junto com a Aloe Vera, e obter em sua vida os mesmos benefícios que eu e minha família obtivemos aqui em casa.

Alimentos (e elementos) funcionais ao seu alcance:

Aloe Vera

A Aloe tem em sua composição:

- Ácidos graxos essenciais;
- Polissacarídeos, como o Acemanan;
- Enzimas (amilase, lipase, celulase, peroxidase, entre outras);
- Aminoácidos (20 dos 22 necessários ao funcionamento do organismo, e destes, 7 dos 8 que o nosso organismo não metaboliza);
- Vitaminas A, C, E, vitaminas do complexo B;
- Ácido fólico;
- Minerais (cálcio, cobre, cromo, manganês, magnésio, sódio, potássio, ferro e zinco);
- Pelo menos 13 tipos de Antraquinonas, como a aloína e barbaloína;
- Saponinas;
- Ligninas.

Além de ser um alimento completo, possui uma ação desintoxicante no intestino (devido às saponinas), limpando suas paredes de restos de comida "grudados" nelas, já putrefatos, que não foram completamente digeridos e nem expelidos. Essa crosta tampa as vilosidades, os poros do intestino, responsáveis pela completa absorção dos nutrientes dos alimentos, e produz toxinas que causam alergias, inflamações e doenças decorrentes da menor absorção de vitaminas e minerais essenciais.

Mal alimentado, o organismo começa a funcionar de forma lenta. O sistema de defesa falha, dando brechas para vírus e bactérias se instalarem, e células cancerígenas se proliferarem. O fígado começa a guardar reservas de energia para o organismo em forma de gordura no corpo.

Temos fome, porque a célula não foi devidamente alimentada. É a chamada "fome oculta", devido a não absorção de nutrientes indispensáveis para o organismo funcionar e se defender de agressões internas e externas.

Como exemplo de "fome oculta", sentimos necessidade de comer doces, chocolates, café, pois o organismo precisa de energia rápida, que está disponível nesses alimentos.

Quando ingerimos o suco de Aloe, as "saponinas" literalmente lavam as paredes do intestino, deixando novamente seus "poros" abertos para a passagem dos nutrientes para o sangue. Bem alimentado, o organismo começa a se autorregular naturalmente.

O sistema de defesa volta a ficar alerta, englobando qualquer organismo estranho de fora ou células do organismo com crescimento fora do normal. Sem os restos putrefatos de comida dentro do intestino, alergias, gases, estômago pesado ou digestão lenta vão desaparecendo, e alguns quilos também vão embora. Passamos mais tempo sem fome, porque tudo o que comemos é bem aproveitado.

A vontade de comer doces, chocolates e massas diminui, porque o corpo limpo e nutrido não pede estes complementos para suprir energia. Ainda mais, a boa nutrição chega até a pele, unhas e cabelos, que ficam mais fortes, mais firmes e mais bonitos.

Além disso, as ligninas presentes na Aloe ajudam a carregar mais rápido os nutrientes para dentro da célula. Por isso, associar seu suco com outros alimentos funcionais é tão benéfico para nosso organismo!

A Aloe Vera tem ações comprovadas como anti-inflamatória, analgésica, inibindo o desenvolvimento de células tumorais, regulando o metabolismo do pâncreas, diminuindo o nível de açúcar no sangue, retirando a gordura dos vasos sanguíneos, ajudando a regularizar a pressão sanguínea, acelerando processos regenerativos da pele, é fungicida, bactericida e virucida.

A ANVISA alerta dos efeitos tóxicos da ingestão de Aloe Vera **in natura,** visto que o uso continuado de **sucos caseiros** (feitos com a polpa e a casca juntos) pode irritar fígado, estômago e mucosas. É na porção verde da casca que se encontram as antraquinonas, como a aloína, que além de efeito laxante potente, pode causar estas irritações.

Os **sucos de Aloe comercializados possuem a autorização da ANVISA** e devem cumprir também requisitos internacionais de qualidade, estabelecidos pela ALASLC (órgão regulador mundial de qualidade dos produtos de Aloe Vera), tanto em sua composição de nutrientes e **acemanan,** quanto na **quantidade mínima de aloína** permitida para consumo interno sem nenhuma toxidade ao organismo.

Uso: como suco, cápsulas, cremes e produtos cosméticos.

Abacate (Persea Americana)

O abacate é rico em gorduras boas que ajuda no bom funcionamento do coração. Tem função reguladora da atividade muscular, e é antioxidante. Seu óleo se compara ao azeite, contribuindo para a redução do colesterol. Ajuda a melhorar a imunidade do organismo, combatendo a proliferação de células cancerígenas e infecções. Ajuda a proteger o organismo contra doenças oculares, como catarata e degeneração macular.

O abacate não só contém proteínas, ácidos graxos importantes e carotenoides, como também vitaminas E, B1, B2, D, ácido fólico, cálcio, potássio, sódio, magnésio, enxofre, fósforo e silício.

Uso: na culinária e na composição de produtos cosméticos.

Alecrim (Rosmarinus officinalis)

O alecrim é utilizado para problemas digestivos, contusões, hematomas, problemas circulatórios, retenção de líquido, bronquite, dor de garganta, ansiedade, falta de concentração/memória, pressão alta, dermatite, acne e oleosidade no couro cabeludo.

Tem propriedades antioxidantes, anti-inflamatórias, antissépticas, tônicas, fungicida, bactericida, analgésicas, cicatrizantes, relaxantes para a musculatura e estimula a circulação.

Contém alcaloides (relaxantes musculares), ácido cafeico, saponinas, taninos, vitaminas do complexo B, C, A, ácido fólico, minerais, entre eles potássio, magnésio e fósforo.

Uso: na culinária, em chás, cataplasmas, em óleos essenciais, cremes e em produtos cosméticos.

Alface do mar ou Fucus vesiculoso (Fucus vesiculosus)

É uma espécie de alga, que prolifera em regiões de clima frio e temperado. O extrato dessa alga é bastante utilizado para o tratamento de bócio, obesidade ligada ao hipotireoidismo, tem ação diurética, normaliza o ciclo menstrual; é usada em hemorragias odontológicas, feridas e ulcerações.

Tem propriedades diuréticas, remineralizantes, antidiarreicas, cicatrizantes, anti-hemorrágicas.

Contém taninos, mucilagens, betacaroteno, alginatos, óleos voláteis, sais minerais como iodo, bromo, potássio.

Uso: em cápsulas, cremes e produtos cosméticos.

Alho (Alium Sativum)

O alho, além de poderoso bactericida e virucida, tem função importante na diminuição de placas de gordura nas artérias, ajudando a normalizar a pressão sanguínea. Também é ótimo para quadros respiratórios, gripais, tosses e mesmo alergias respiratórias. Previne o desenvolvimento de diabetes, hipertensão, e câncer de estômago, pois combate a bactéria H. Pylori.

Tem como importantes compostos a vitamina A, B1, B2, B6, C, cálcio, selênio, enxofre e alicina.

Uso: na culinária, como tempero e chás ou concentrado, em cápsulas.

Amido de milho (maltodextrina)

O amido de milho, derivado do milho, ajuda a dar energia e disposição, no crescimento, fortalece os sistemas imunológico e cerebral, melhora a concentração, ajuda a proteger a visão e o sistema intestinal, ameniza o incomodo de brotoejas em bebês e o ardor de queimaduras de sol.

Tem função antioxidante, estimulante do cérebro e da regeneração celular.

Tem vitaminas A, E e do complexo B, polissacarídeos e minerais, como fósforo, cálcio e sódio, entre outros.

Uso: culinário, como emplastro e como talco.

Arroz (Oriza sativa)

O arroz, de preferência o integral, é a combinação perfeita – e complementar – para feijões, e outros grãos, fornecendo proteínas para a boa formação de tecidos no corpo, melhorar a defesa do organismo prevenir contra doenças cardiovasculares, diabetes, câncer e doenças degenerativas.

Tem propriedades antioxidantes, estimula o sistema de defesa do organismo, protege o sistema cardiovascular e contribui para a renovação celular.

O arroz integral contém vitaminas do complexo B, zinco, selênio, cobre, manganês e outros minerais, além de fitoquímicos como o orizanol e carboidratos.

Uso: na culinária e em produtos cosméticos.

Banana (Musa)

A banana ajuda a aumentar a disposição, reduzir níveis de estresse, controlar a pressão arterial, prevenção de cãibras, regula o intestino, combate os sintomas da TPM, e dá saciedade, ajudando no emagrecimento saudável.

Tem propriedades antioxidantes, protetoras do sistema muscular e cardiovascular, digestivas, ajuda a combater a anemia e fornece energia.

Contém fibras, triptofano, vitaminas A, C, B6, pectina, magnésio, cálcio, potássio, cobre, manganês, proteínas e carboidratos.

Uso: culinário e em produtos cosméticos (a casca).

Borragem (Borago Officinalis)

A borragem é ótima para combater sintomas de menopausa, aumentar a produção de colágeno, auxiliar na saúde da pele (nas dermatites, eczemas, caspa), das unhas e cabelos.

Tem propriedades anti-inflamatórias, antioxidantes, ativa a circulação sanguínea, diminui a dor, reações alérgicas e processos de formação de coágulos.

Contém em seu óleo alta concentração de ácido gamalinolênico, que ativa a formação de hormônios chamados prostraglandinas (que regulam funções celulares), ácidos graxos insaturados (ômega 3 e 6).

Contém ácido salicílico, diversos sais minerais, entre eles o potássio, vitamina C, taninos, mucilagem, saponinas e ácidos graxos.

Uso: em chás e produtos cosméticos.

Canela (óleo de) (Cinnamomum verum L.)

A Canela é usada para ajudar na digestão, no controle da diabetes, tratar diarreia, gases, auxiliar a expectoração, estimula o ânimo e combate o colesterol.

Tem propriedades antioxidantes, anti-inflamatórias, digestivas, adstringentes, bactericidas, fungicidas, antiespasmódicas, estimulantes do sistema nervoso e imunológico e vasodilatadoras.

Tem polissacarídeos, tanino, vitaminas A e C, cálcio, ferro, magnésio e manganês.

Uso: na culinária, em chás, óleos essenciais e produtos cosméticos.

Calêndula (Calêndula oficcinalis)

Usada para tratar ferimentos, queimaduras leves e solares, acne e assaduras em crianças, regularizar a menstruação e diminuir a cólica menstrual, visto que estimula o trabalho do Fígado e alivia dores de estômago.

Tem qualidades analgésicas, antissépticas, sedativas, cicatrizantes, imunoestimulantes, bactericidas, fungicidas e antiparasitárias.

Contém carotenoides, flavonoides, saponinas, taninos, polissacarídeos, pró vitamina B, Calcio e Silício e inúmeros óleos essenciais

Uso: em chás, compressas, cremes e produtos cosméticos.

Camomila (Anthemis Nobilis)

A Camomila possui efeito calmante, ajudando com quadros de ansiedade e insônia, mas também é usada para tratar irritações de pele, quadros de sinusite, má digestão.

Tem propriedades anti-inflamatórias, bactericidas, cicatrizantes, antissépticas, antiespasmódicas e calmantes.

Contém taninos, óleos essenciais, flavonoides, mucilagens, polissacarídeos e vitamina C.

Uso: em chás, óleos essenciais, cremes e em produtos cosméticos.

Cavalinha (Equisetum arvense)

A Cavalinha é usada para retenção de líquidos, problemas de rins e bexiga, hipertensão, hemorragia nasal e estomacal, anemia, ácido úrico e auxiliar para a consolidação de fraturas e no tratamento da osteoporose, ajudando também a repor os sais minerais para mulheres após os 40 anos.

Tem propriedades diuréticas, antioxidantes, anti-hemorrágicas, anti-inflamatórias, fungicidas, bactericidas, cicatrizantes, remineralizantes e digestivas.

Possui muitos sais minerais, como o Silício, cálcio, sódio, ferro, magnésio, manganês, sais de potássio, tanino, nicotina, vitaminas C e do complexo B, ácido acetilsalicílico, taninos, saponinas, flavonoides.

Uso: em chás, compressas, cataplasmas e produtos cosméticos.

Chá verde (camellia sinensis)

O chá verde é usado para ajudar no processo de emagrecimento, pois dá a sensação de saciedade, e ajuda a acelerar o metabolismo de queima de gorduras. Atua na prevenção de doenças cardiovasculares, diabetes e câncer, combate o colesterol, ajuda a manter a saúde da pele, melhorar o humor e diminui o estresse. Auxilia o processo de digestão e também protege o cérebro.

Tem função antioxidante, estimulante do metabolismo, emagrecedora, desintoxicante, digestiva, termogênica, protetora do sistema nervoso, calmante.

Possui flavonoides, aminoácidos (L-teanina), catequinas, cafeína e taninos.

Uso: na culinária, chás, sucos e em produtos cosméticos.

Confrei (Symphytum officinale)

O confrei é usado para tratar doenças gastrointestinais, inflamações articulares e do sistema respiratório, hemorroidas, psoríase, tosses e cicatrização de feridas internas ou externas. Seu uso via oral por tempo prolongado é contraindicado, devido à toxidade ao fígado, brônquios e bexiga.

Tem propriedades antioxidantes, anti-inflamatórias, cicatrizante, tônico, antitumoral, adstringente, antisséptico, hipoglicêmico.

Contém vitaminas A, C, E e do complexo B, ácido fólico, amido, carboidratos cálcio, ferro, potássio, fósforo, proteínas, tanino, mucilagem e alantoína.

Uso: como chá, pomada, cataplasma, emplastro, compressas, cremes e produtos cosméticos, estimulante do sistema de defesa do organismo.

Cranberry ou Mirtilo (Oxycoccus)

O Cranberry popularizou-se no Brasil após a divulgação de seus benefícios. Esta pequena fruta pode ajudar a diminuir riscos de doenças cardiovasculares, ao prevenir o acúmulo de plaquetas, e com sua atividade anti-inflamatória. Talvez seja mais conhecida por resolver problemas de infecção no trato urinário, visto que é bactericida. Por esta razão, também é eficiente para prevenir cáries e problemas crônicos de gengiva. Auxilia também a diminuir o crescimento de tumores, melhorar o sistema imunológico, ajudar em problemas de constipação intestinal e prevenir o envelhecimento precoce.

O cranberry possui vitaminas A, C, K e E, contém flavonoides, resveratrol (que cuida da saúde do coração), potássio e é rica em fibras.

Uso: na culinária, pura ou em sucos e em cápsulas.

Cúrcuma ou açafrão (Curcuma zedoaria)

A cúrcuma pode ser usada para diminuir dores e inflamações, de dores nas costas a artrite, reduzir os níveis de colesterol (LDL), remover placas de gordura das artérias e previne a formação de coágulos. Também é ótima para proteger o cérebro de doenças degenerativas e depressão. Tem efeito protetor contra células cancerígenas, ajuda em problemas digestivos e a amenizar os sintomas da TPM. Tem que ser evitada para quem tem inflamação da vesícula.

Tem propriedades antioxidantes, anti-inflamatórias, neuroprotetoras, cardioprotetoras, bactericida, fungicida, virucida, antiparasitária e diurética.

Contém curcumina, vitaminas C e E, cálcio, magnésio, fósforo, ferro, sódio, potássio, cobre, zinco, carboidratos e proteínas.

Uso: na culinária (raíz), em chás, em cápsulas e produtos cosméticos.

Damasco (óleo de amêndoa – Prunus armeniaca)

O Damasco é bom do fruto à semente. Ajuda a melhorar a digestão e a controlar os níveis de colesterol no sangue, mantém a saúde dos olhos, na prevenção da anemia. Seu óleo ajuda a manter a saúde e juventude da pele.

Tem propriedades antioxidantes, protetora do sistema cardiovascular e da mucosa intestinal, digestiva, estimulante da produção de hemoglobina, desintoxicante, diurética e energética.

Seu óleo tem propriedades antioxidantes, cicatrizantes, antissépticas, hidratantes e relaxantes.

Sua fruta tem proteínas, taninos, vitaminas A, C , K e do complexo B. ferro, magnésio, potássio, fósforo, zinco. Sua semente tem a vitamina B17 (capaz de eliminar células cancerígenas).

Uso: na culinária, em sucos, no óleo de sua amêndoa e em produtos cosméticos.

Dente-de-leão (Taraxacum offficinale)

Usada para tratar problemas de estômago, fígado, pâncreas e também problemas na pele, inflamações articulares, hemorroidas e estimular funções renais, ajudando em problemas de retenção de líquidos e pressão alta.

Tem ação antioxidante, desintoxicante, bactericida, virucida, antisséptica, anti-inflamatória, vaso constritora.

Contém terpenos, vitaminas A, B, C e D, E, K, colina e minerais, como o potássio, zinco, ferro e cálcio.

Uso: em chás, compressas, em cápsulas e produtos cosméticos.

Espiréia ou Ulmária (Spiraea ulmaria)

É utilizada para tratar resfriados, febres, retenção de líquido, edemas, problemas gastrointestinais, problemas de rins e trato urinário, e problemas de pele, como cicatrizante e antisséptica.

Tem propriedades anti-inflamatórias, analgésicas, antipiréticas, antialérgicas, tônicas para a circulação, imunoestimulantes, adstringentes, antissépticas, regeneradoras de tecidos, antimicrobiana e diurética.

Contém salicilatos, flavonoides, taninos, fenóis, mucilagens, vitamina C e minerais.

Uso: em chás, compressas, cremes e produtos cosméticos.

Eucalipto (Eucaliptus globulus)

O óleo de Eucalipto é muito utilizado em problemas respiratórios, desobstruindo as vias nasais, dilatando os brônquios, deixando as secreções mais líquidas para serem eliminadas. Também ajuda a baixar a febre e aliviar dores e inflamações articulares, além de ajudar em problemas de pele, na circulação e estimular as defesas do organismo.

Tem ação anti-inflamatória, antisséptica, virucida, bactericida, sedativa, descongestionante.

Contém tanino, óleos essenciais importantes, como eucaliptol, globulol e canfeno.

Uso: em infusões (folha), óleos essenciais e produtos cosméticos e de limpeza.

Feijão (Phaseolus vulgaris)

Há pelo menos 14 variedades de feijão, a leguminosa mais popular da mesa brasileira. Seu consumo evita a anemia por falta de ferro, a fadiga e alterações de humor, ajuda a manter a saúde cardíaca, o bom funcionamento digestivo e a sensação de saciedade, e o funcionamento intestinal. Também ajuda a evitar cãibras e a manter a taxa de açúcar no sangue equilibrada.

Tem propriedades protetoras do sistema neurológico e cardíaco, estimulantes, digestivas e controla os níveis glicêmicos.

Contém vitaminas do complexo B, proteínas, potássio, ferro, fósforo, flúor, cálcio, cobre, zinco e magnésio, lisina e aminoácidos.

Uso: na culinária.

Frutos do mar

Camarões, lagostas, caranguejos, mariscos são importantes em nossa dieta. Ajudam na saúde da tireóide, do cérebro, das articulações, músculos e tendões.

Tem propriedades antioxidantes, anti-inflamatórias e são excelentes fontes de vitaminas e sais minerais.

Em geral são ótimas fontes de ômega 3, vitaminas do complexo B, sais minerais como iodo, zinco, cálcio, potássio e ferro, e também de glucosamina e condroitina (nas suas carapaças).

Uso: culinário, em compostos nutracêuticos.

Gengibre (Zingiber zingiber)

O gengibre é ótimo para debelar dores de garganta, aliviar cólicas intestinais, cólicas menstruais, gases e combater inflamações (articulares e respiratórias). Acelera o metabolismo, é diurético, antioxidante, desintoxicante, anti-inflamatório, fungicida, bactericida, ajuda na digestão de gorduras e protege o estômago e o fígado.

Além de seu óleo essencial, o gengibre tem vitaminas do complexo B e C, potássio, magnésio e cobre, entre outros importantes minerais.

Uso: na culinária, como tempero, chás, balas etc; em cápsulas e na composição de produtos cosméticos.

Gergelim (Sesamun indicum)

O gergelim possui vários benefícios. Consumido, ajuda a reduzir o colesterol e melhorar o funcionamento do intestino, dá sensação de saciedade, melhora a saúde da pele, estimula o sistema imunológico, mantém osso e dentes fortes, protege o fígado e estimula a produção hormonal.

Seu óleo é usado para recuperar a hidratação da pele, tratar queimaduras e manchas.

Tem propriedades antioxidantes, anti-inflamatórias, desintoxicantes e estimulantes.

Tem carboidratos, proteínas, folato, fitoesteróis, vitaminas do complexo B, ferro, cálcio, magnésio, potássio, manganês, zinco e sódio.

Uso: na culinária, em pó, em óleo e produtos cosméticos.

Germe de trigo (Triticum vulgare ou sativum)

O Germe de trigo é utilizado para fortalecer a saúde do coração e o sistema de defesa do organismo, para baixar as taxas de colesterol e contribuir para a redução da diabetes tipo 2. Também ajuda no tratamento de estresse e fortalecimento muscular, regula os ciclos menstruais

Tem ação antioxidante, estimulante do sistema imunológico, digestivo, desintoxicante, fonte de ômega 3, fortalece o sistema cardiovascular, ajuda a reduzir o açúcar no sangue, melhora a produção de hormônios sexuais.

Possui vitamina E e todas as vitaminas do complexo B, tiamina, folato, magnésio, ácidos graxos e proteínas.

Uso: na culinária, em sucos, em cápsulas e produtos cosméticos.

Hamamélis (Hamamélis virginiana)

A Hamamélis é utilizada para queimaduras, feridas, hematomas, hemorroidas, problemas gastrointestinais, hemorragias uterinas, menstruação prolongada, dores no corpo e problemas circulatórios, como varizes.

Tem ação cicatrizante, vasoconstritora, digestiva, desintoxicante, diurética, estimulante do sistema circulatório, sedativa e adstringente.

Possui taninos, flavonoides, mucilagens e saponinas.

Uso: em chás, compressas, cataplasmas, cremes e produtos cosméticos.

Hera (Hedera helix L.)

Pode ser utilizada para quadros inflamatórios do trato respiratório e das articulações, resfriados, contra celulites e rugas, problemas de fígado e baço e no combate a piolhos.

Tem propriedades anti-inflamatórias, expectorantes, analgésicas, estimulantes da circulação, vasodilatadoras, lipolíticas, hidratantes e cicatrizantes.

Contém saponinas, taninos, sais minerais, como iodo e vários ácidos clorogênico, rosmarínico, cafeico, entre outros.

Uso: as folhas, em forma de cataplasma ou infusão, aplicada em compressas; pomadas e xaropes manipulados ou produtos cosméticos.

Jojoba (Simmondísia chinensis)

Seu óleo é usado para tratar ferimentos e problemas de pele, para aumentar a hidratação da pele, controlar a oleosidade, desobstruir os poros da pele e couro cabeludo (ajudando no crescimento de cabelos), contra caspa, eczema, psoríase e outras irritações de pele, auxiliando na cicatrização

Tem propriedades antioxidantes, anti-inflamatórias, antiseborréicas, controlando oleosidade, lubrificante, umectante e emoliente, bactericida, cicatrizante.

Contém vitaminas A, B1, B2 e E, ácido mirístico e ceramidas (ácidos graxos ligados a amidas).

Uso: óleo prensado de suas sementes, usado puro ou em composições em produtos cosméticos.

Laranja (Citrus sinensis)

A laranja ajuda na digestão, na absorção de ferro pelo organismo, combate o colesterol, ajuda na saúde da pele, previne doenças vasculares, cardíacas, degenerativas e a formação de tumores.

Tem propriedades antioxidantes, protetoras do sistema cardiovascular, antitumorais, antidepressivas e antiestresse, depurativas, desinfetantes, antimicrobianas e digestivas.

Contém vitamina C, ácido fólico, betacaroteno, cálcio, magnésio, potássio, fósforo e ferro, pectina e flavonoides.

Uso: na culinária, em sucos, chás, cápsulas, óleo essencial e em produtos cosméticos.

Limão (Citrus)

O limão tem várias propriedades: aumenta a defesa e desintoxica o organismo, diminui a acidez do sangue, protege e estimula o fígado, protegendo o corpo de doenças degenerativas e infecções; auxilia em vários problemas de estômago e ajuda a melhorar as infecções respiratórias.

Tem ação cicatrizante, diurética, antioxidante, anti-inflamatória, combate a anemia.

Contém ácido cítrico, flavonoides, vitaminas B1, B2, B3. C, E e PP. Também é fonte de muitos sais minerais, como o cálcio, ferro, fósforo, cobre, silício, iodo e magnésio.

Uso: na culinária, em sucos, chás, óleos essenciais e em produtos cosméticos e de limpeza.

Maçã (Malus domestica)

A maçã é rica em antioxidantes, que ajudam a manter a pele saudável e jovem, melhora a digestão, ajuda no controle da diabetes e na diminuição do colesterol. Suas fibras ajudam a aliviar o mal-estar da gastrite, cicatrizar úlceras, fazem o intestino funcionar regularmente e ajudam a emagrecer. Também ajuda na saúde do cérebro, por proteger o sistema nervoso; auxilia a inibir a asma e ajuda a fixar o cálcio nos ossos.

Tem poucos açúcares, vitaminas A, E e C, taninos e flavonoides, e é uma boa fonte de potássio, cálcio e fósforo.

Uso: na culinária, ao natural, em sucos e chás; em produtos cosméticos.

Mamão (Carica papaya)

O mamão ajuda a manter a saúde do coração, do sistema nervoso e da visão, ajuda na digestão, no funcionamento intestinal e na prevenção de doenças, retarda o envelhecimento da pele e do corpo em geral, ajuda a combater a osteoporose e dá energia com poucas calorias.

Tem propriedades antioxidantes, anti-inflamatórias, estimulantes do sistema de defesa do corpo e digestiva.

Contém papaína, pectina, fibras, licopeno, betacaroteno, vitaminas A, C e do complexo B, ferro, potássio, cálcio, fósforo.

Uso: culinário.

Maracujá (Passiflora)

O maracujá é ótimo para estimular a circulação, melhorando a saúde da pele, diminuindo a retenção de líquidos e a pressão arterial. Tem capacidade anti-inflamatória, estimula o sistema imunológico e o sistema digestivo; melhorar o sono.

É rico em elementos antioxidantes, como vitaminas A e C, ferro, magnésio, cobre, entre outros minerais e flavonoides.

Uso: na culinária, em chás, sucos, cápsulas e na composição de produtos cosméticos.

Melaleuca ou Tea Tree (Melaleuca alternifólia)

A Melaleuca é utilizada para tratar queimaduras solares, micoses, verrugas, problemas respiratórios (como laringites e bronquites) e como enxaguatório bucal em casos de úlcera na boca.

Tem propriedades antioxidantes, antissépticas, desodorizantes, fungicidas, bactericidas, parasiticidas, antitumorais, anti-inflamatórias e cicatrizantes.

Contém terpenos importantes em seu óleo, em especial o terpinemol, seu principal princípio ativo.

Uso: como óleo essencial em aplicação tópica, inalação, em cremes e em produtos cosméticos.

Menta (Menta Piperita)

A menta é comumente usada para alívio de gases e desconfortos estomacais, problemas de fígado, enxaqueca, dores de dente, inflamações musculares. Também trata problemas de pele, inchaços e resfriados.

Tem ação antioxidante, anti-inflamatória, analgésica, desinfetante, antiespasmódica, bactericida, virucida, digestiva, descongestionante e estimula a circulação sanguínea.

Contém flavonoides, óleo essencial (mentol) e ácidos fenólicos.

Uso: na culinária, em chás, balas, óleos essenciais e em produtos cosméticos.

Mil-folhas (Achillea Milefolium)

A Mil-Folhas é usada para dores reumáticas, problemas de estômago, hemorroidas, para acalmar os nervos e abrir o apetite.

Tem ação anti-inflamatória, antisséptica, cicatrizante, anti-hemorrágica, antiparasitária, adstringente e calmante.

Contém azuleno, óleos essenciais, ácidos graxos, flavonoides, taninos, vitamina A, C e E.

Uso: em chás, infusões, cápsulas e produtos cosméticos.

Ovo

O ovo ajuda no desenvolvimento de osso e dentes, combate a flacidez e ajuda na produção de colágeno; favorece o bom funcionamento dos sistemas cardiovascular, imunológico e cerebral, ajuda a retardar o envelhecimento, na recuperação e cicatrização da pele e a tratar depressão e ansiedade.

Tem ação antioxidante, cicatrizante, regeneradora, protetora do sistema cardiovascular, estimulante do sistema imunológico e do cérebro.

Sua gema possui carotenóides, vitaminas A, D, E e K, ácido fólico, zinco, magnésio, selênio, ácidos graxos (HDL).

A sua clara possui proteína, (a albumina) e vitaminas do complexo B.

Uso: na culinária e na composição de produtos cosméticos.

Peixes de água fria

São peixes ricos em gorduras boas, como a sardinha, salmão, atum, cavala, por exemplo. Importantes em nossa alimentação para ajudar na saúde do cardiovascular e cerebral.

Tem propriedades antioxidantes, cardioprotetoras, imunoestimulantes e protetoras do cérebro.

Contém ômega-3, importante fonte de "bom colesterol".

Uso: na culinária, em suplementos e em produtos cosméticos.

Pepino (Cucumis sativus)

O pepino oferece vários benefícios à saúde: melhora a atividade muscular, a circulação sanguínea e a função cardíaca. Promove a hidratação e o bom funcionamento do intestino, melhora a saúde da pele, cabelos, unhas, olhos e previne o câncer.

Tem função antioxidante, hidratante, tonificante, estimulante do sistema nervoso, digestivo e de defesa do organismo.

Rico em: vitaminas A, C, K, J e do complexo B; em minerais, principalmente potássio, magnésio, zinco, cálcio, manganês e fósforo; em ácidos, como o ácido fólico, tiamina e ácido cafeico; flavonoides e ligninas; fibras e água.

Uso: na culinária, em sucos, em máscaras e produtos cosméticos.

Pêssego (Prunus persica)

O pêssego tem efeito diurético, ajuda no controle da diabetes e no emagrecimento, melhora o funcionamento do intestino, previne problemas cardíacos, catarata e degeneração macular. Também ajuda a melhorar o humor, equilibrar as funções do sistema reprodutor e problemas menstruais, a relaxar e controlar a pressão.

Contém vitaminas A e C, antioxidantes, betacaroteno, uma boa quantidade de fibras, é rica em magnésio, potássio, boro e zinco.

Uso: na culinária, ao natural, em sucos e em produtos cosméticos.

Pimenta dedo-de-moça ou Caiena (Capsicum annum)

A pimenta dedo-de-moça (e outras pimentas) pode ser usada para aliviar a dor, congestão nasal, atuar como anti-inflamatório, prevenir o câncer, estimular a digestão, acelerar o metabolismo, ajudar a emagrecer, aumentar a libido e ajudar no desconforto com as feridas e coceira na psoríase. Deve ser evitada para quem tem sensibilidade no estômago e propensão a hemorroidas.

Tem propriedades antioxidantes, anti-inflamatórias, antitumorais, estimulantes. Seu óleo tem propriedades bactericidas, antissépticas, termogênicas e adstringentes.

Contém capsaicina, cálcio, fósforo, ferro, carboidratos e proteínas.

Uso: na culinária, em sucos, vitaminas, em cápsulas e em produtos cosméticos.

Própolis

O própolis é produzido pelas abelhas para garantir a saúde da colmeia, e é usado em suas paredes, como selante de aberturas e como desinfetante. É um potente bactericida e fungicida, estimulante do sistema imunológico, antioxidante, anti-inflamatório, antibiótico natural e anticancerígeno.

Tem 300 componentes químicos, que variam um pouco dependendo do tipo de própolis. Podemos citar como exemplo os flavonoides, ácido cafeico e óleos essenciais. Comum a todos eles, temos a presença de aproximadamente 60 minerais, entre eles cálcio, ferro, potássio, zinco, fósforo, cobre, vitaminas A, B1, B2 e B3 e 16 aminoácidos.

Uso: seu extrato pode ser consumido em gotas ou aliado à xaropes e a produtos cosméticos.

Salgueiro (Salix Alba L.)

O salgueiro é uado desde a antiguidade para o alivio de dores, para inflamações do trato respiratório e das articulações, para tratar a febre e também para aliviar o desconforto com picadas de insetos.

Tem propriedades antioxidantes, anti-inflamatórias, analgésicas, antipiréticas.

Tem Salicina (de onde se origina o ácido acetilsalicílico) e outros glicosídeos, flavonoides e taninos.

Uso: em chás, compressas, inalações, em produtos cosméticos e farmacêuticos.

Sálvia (Salvia officinalis)

A Sálvia tem esse nome pois os antigos gregos a consideravam um remédio para todos os males. É usada para problemas estomacais, alivio de cólicas menstruais, diminuindo inflamações respiratórias, tosse e ajudando na excreção de secreções.

Tem ação anti-inflamatória, antisséptica, fungicida, bactericida, cicatrizante para mucosas, antialérgica, adstringente e estimulante do sistema de defesa do organismo.

Contém óleos essenciais como cânfora, taninos, mucilagens, resinas, flavonoides, saponina entre outros componentes.

Uso: na culinária, em chás, infusões e em produtos cosméticos.

Tomilho ou poejo (Thymus Vulgaris)

O tomilho é parente do alecrim, e possui vários usos, para diminuir inflamações do sistema respiratório (como sinusites, resfriados) e alergias, para prevenir osteopenia e osteoporose, ajuda no funcionamento do intestino, a emagrecer ao reduzir a ansiedade, contribui para a saúde dos olhos e a prevenção de catarata e glaucoma, melhora a imunidade do corpo e previne doenças crônicas. Deve ser evitado por quem usa anticoagulantes e pessoas com sensibilidade no sistema digestivo e problemas de fígado.

Tem propriedades antioxidantes, anti-inflamatórias, antimicrobianas, cardioprotetoras, vasodilatadoras, estimulantes do sistema de defesa do organismo e antialérgica.

Contém compostos fenólicos (timol, eugenol, carvacrol), vitamina A, C, ferro, cálcio, magnésio, potássio, flavonoides e fibras.

Uso: na culinária, em chás, cápsulas e óleos essenciais.

Uva ursina (Artostaphylos uva-ursi)

A uva-ursina é usada para infecções urinárias, pedras nos rins, vaginites, inflamações da próstata e da uretra, diarreia e inflamações de garganta.

Tem propriedades antioxidantes, anti-inflamatórias, antissépticas, diuréticas, bactericidas e adstringentes.

Contém carotenoides, flavonoides, vitamina C, sais minerais como cálcio, magnésio, potássio, fósforo.

Uso: em chás, sucos, cápsulas e produtos cosméticos.

CAPÍTULO 7: Validações Científicas Para o Uso da Aloe Vera

Fazendo investigações extensas sobre a Aloe Vera para este livro encontrei dezenas de pesquisas ao redor do mundo sobre suas qualidades. Tudo isso só reafirmou a minha completa paixão pelas propriedades da planta.

Vinda da área da Saúde, e respeitando o trabalho da ANVISA (Agência Nacional de Vigilância Sanitária) como órgão fiscalizador de produtos destinados a uso e consumo interno e externo, quis compreender mais a fundo o motivo desta Agência não dar pleno aval ao uso da Aloe Vera, visto que minha experiência pessoal e de outros tantos conhecidos com a planta só me contava de experiências positivas.

Busquei então materiais de pesquisa nacionais e no exterior, para conhecer o que a ciência mundial fala sobre as propriedades da Aloe Vera.

Também pesquisei as normas do Conselho Internacional de Ciência de Aloe Vera (Aloe International Science Council) para compreender os parâmetros estabelecidos por este Conselho para certificar produtos de Aloe Vera.

Todos os materiais citados aqui estão disponíveis na internet, para verificação de quem tiver interesse.

Se você é curioso como eu, deixo aqui o resumo do resultado de minha investigação. Se não for curioso, pule esta parte do livro!

Na pesquisa "Propriedades farmacológicas da Aloe Vera" (Scielo), os pesquisadores brasileiros Freitas, Rodrigues e Gaspi, da pós graduação do curso de Fitoterapia da UNIARARAS, compilaram vários estudos sobre o uso da planta, que acho interessante citar abaixo.

- Saini et. Al., 2010, relata que a **aplicação tópica e/ou uso oral da Aloe** em ratos resultou na diminuição de tumores, além de aumento do tempo de aparecimento dos mesmos.
- Lissoni et al., 1998, num estudo com pacientes com câncer em estágio avançado, o uso de **Aloe Vera combinado ao hormônio melatonina**, resultou em estabilização da doença e aumento de sobrevida.
- Lissoni et al., 2010, num estudo com a **Aloe arborescens, combinada á quimioterapia**, em 240 pacientes com câncer em fase metastática, tiveram uma maior taxa de sobrevivência e de regressão do tumor, além de alívio da fadiga, se comparados ao grupo controle (grupo que não recebeu a aloe= quimio).
- Syed et al. ,1996, pesquisaram o uso tópico de um **creme de Aloe Vera a 0,5%**, para o tratamento da psoríase. Fizeram uma pesquisa "duplo cego" (estudo com grupo controle, onde nem o pesquisador nem o pesquisado sabem o que está sendo usado, para não influenciar o resultado) com 60 pacientes, em estágio leve a moderado de psoríase. Após 4 semanas, 83% dos pacientes que usaram o creme com Aloe Vera estavam curados, contra apenas 6% do grupo controle. Não houve efeitos adversos.

- Rajasekaran et al.,2005; Noor et al., 2008, estudaram o **uso interno da Aloe Vera** para reduzir o nível de açucar no sangue em ratos, após induzirem a Diabetes tipo 1 com estreptozotocina. O açúcar no sangue reduziu-se a níveis normais. Verificou-se a atividade antioxidante da Aloe, e posteriormente, analisando os tecidos do rim, intestinos, pâncreas e fígado dos animais estudados, verificou-se um efeito protetor do gel, se comparado ao grupo controle.
- Ngo et al.,2010, publicaram um artigo de revisão sobre a utilização da Aloe Vera no tratamento do Diabetes e da dislipidemia em humanos. Os autores verificaram a existência de 8 estudos clínicos com 5285 pacientes e concluíram que há indícios de benefício do uso da Aloe na redução da glicose e do colesterol.
- Rivas et al., 2004, pesquisou os efeitos da Aloe em pacientes com asma brônquica. Um grupo utilizou um **xarope contendo gel de Aloe vera a 50%** e obteve melhora clínica e de índices respiratórios (nível de oxigenação do sangue). O grupo controle reduziu a utilização de medicamentos antiasmáticos e a **nebulização do extrato de A. Vera** reduziu a hiper-reatividade dos brônquios.
- Guerra et al., 2008, demonstrou a eficácia da Aloe no tratamento da conjuntivite, através de um estudo com 26 pacientes, que relataram controle da dor, diminuição da vermelhidão e cura após 3 dias de tratamento com **gel de uso oftalmológico**.
- Puerto et al., 2001; Ferro et al. 2003; Tamura et al., 2009; Lawrence et al., 2009; Gupta et al. 2010; Das et al., 2011, demonstraram que a Aloe Vera atua contra fungos, vírus e bactérias Gram positivas e Gram negativas. Seus estudos identificaram compostos da Aloe que combatiam *Staphylococcus aureus, Pseudomonas aeruginosa, Escherichia coli, Candida Albicans, Stretococcus pyogenes, Mycobacerium tuberculosis, Helicobacter pylori* entre outros.
- Syed et al., 1996 e 1997, verificou a atividade da Aloe Vera frente á Herpes genital em dois estudos duplo cego, placebo controlados, com 180 pacientes. A maior taxa de cura apresentada foi com o creme hidrofílico contendo 0,5% de extrato de Aloe Vera, comparativamente ao gel de Aloe ou ao placebo.
- Chandan et al., 2007, mostrou o efeito hepatoprotetor do **extrato aquoso de Aloe Vera** frente a danos causados por tetracloreto de carbono em ratos. Todos os padrões bioquímicos foram restaurados sem sinais de toxidade em doses de até 2g/kg rato e a hipótese dos pesquisadores é que o efeito hepatoprotetor se deve ás propriedades antioxidantes da Aloe.
- Vinson et al., 2005, verificou que uma **solução oral preparada com gel de Aloe Vera** aumentou em mais de três vezes a biodisponibilidade das vitaminas C e E no organismo de humanos normais. Este estudo viabilizou sua utilização em suplementos vitamínicos.
- Dal'Belo et al., 2006, pesquisaram o poder hidratante do gel de Aloe Vera, frequentemente incorporado á fórmula de cremes de barbear. Verificaram seu mecanismo umectante, com aumento significativo da hidratação da pele, sem fechamento dos poros.
- Khorasani et al.,2009, realizaram um estudo sobre o uso da Aloe Vera no tratamento de queimaduras, com 30 indivíduos divididos em dois grupos. O **creme contendo Aloe Vera a 5%** se mostrou superior ao promover a cicatrização e reepitelização da pele em menos de 16 dias, enquanto os ferimentos tratados com o creme contendo sulfadiazina de prata a 1% levaram em média 19 dias para cicatrização.

- Davis et al.,1994, relataram que um polissacarídeo presente no **gel da Aloe Vera** acelerou o processo de cicatrização e diminuiu a inflamação em camundongos na dosagem de 300 mg/kg.
- Choi et al., 2001 e Das et al., 2011, viram que proteínas e glicoproteínas isoladas do **gel de Aloe Vera** tiveram atividade anti-inflamatória *in vitro*, comparável a anti-inflamatórios não esteroidáis como diclofenaco e nimesulida. Testadas em animais, aceleraram a cicatrização e aumentaram a proliferação celular.

Outras pesquisas trazem resultados relevantes:

- Berti, 2008, em sua dissertação de Mestrado na Universidade Federal de Santa Catarina, realizou uma pesquisa utilizando **Aloína e Extrato de Parenquima Clorofiliano (EPC) da Aloe Vera** em doses controladas, tanto para efeitos antitumorais quanto para a formação de vasos sanguíneos em embriões de galinhas. O EPC foi de 2 a 3 vezes mais efetivo para matar células tumorais. Ao mesmo tempo ambos foram fatores estimulantes do crescimento de vasos sanguíneos dos embriões, sem qualquer indicio de toxidade.
- Merces, 2015, em sua dissertação de Mestrado na PUC de Goiás, avaliou as atividades de formação de vasos sanguíneos e também cicatricial do **extrato de Aloe Barbadensis,** num estudo duplo com grupos controle. Os resultados foram positivos, com formação de vasos sanguíneos mais grossos e em maior quantidade em 80% dos embriões de galinhas do grupo teste. 100% dos ratos do grupo teste apresentaram fechamento completo das lesões em 21 dias, enquanto só 40% do grupo controle apresentavam fechamento completo no mesmo período. Ela concluiu que o extrato de Aloe Vera ou seus componentes isolados *"podem ter potencial para aplicações farmacêuticas para o tratamento de feridas"*.
- Eloy, 2012, em sua tese de Doutorado em bioquímica, pela Universidade Federal do Ceará, verificou que os polissacarídeos obtidos das folhas de aloe Barbadensis apresentaram atividades antivirais contra o vírus HSV-1, HSV-2 e HMPV, além de atividades anti-hemorrágicas e pró-coagulantes (importante em viroses que levam a quadros hemorrágicos), e sem apresentarem toxidade expressiva, *"podendo ser utilizada como agente terapêutico seguro e eficaz".*
- Koga, 2017, em sua dissertação de Mestrado pela Universidade Estadual de Ponta Grossa, demonstrou o efeito cicatrizante de **filmes de Alginato** (um polímero extraído de algas e utilizado em curativos para proteger o tecido lesado) **combinados ao Gel de Babosa,** com aumento expressivo na velocidade de cicatrização, com aumento de número de vasos sanguíneos, firas colágenas e diminuição do processo inflamatório local.
- Aro, 2012, em sua Tese de Pós-Graduação em Biologia Celular e Estrutural na Universidade de Campinas, provou a eficácia de uso do **extrato de Aloe Vera** na cicatrização de tendões de ratos, com maior organização de fibras de colágeno durante o processo de reparo dos tecidos.
- Munhoz, et al., 2012, da UNESC, em artigo da Revista Inova Saúde,vol.1, quiseram testar o alardeado potencial antioxidante da Aloe Vera como alimento funcional, e avaliaram o efeito do **suco comercial de Aloe Vera** sobre a genotoxidade do agente mutagênico MMS em camundongos. Os resultados da pesquisa mostraram que após a introdução do MMS nos animais, se ingeridos de 360 a 730 mg/kg do suco de Aloe, os

danos causados pelo MMS eram reduzidos de 40% a 73%, *"indicando uma ação de reparação no DNA"*.

As validações científicas aqui apresentadas trouxeram para o meu lado cético os resultados documentados que me dão a certeza de estar divulgando algo extremamente benéfico para todos que tiverem acesso a esse livro.

Como alguém que teve formação acadêmica, gosto de oferecer resultados, e não milagres. Resultados podem ser medidos, comparados e repetidos. E estas pesquisas nos mostram o quanto é essencial fazer uso da Aloe Vera para nossa saúde.

Capítulo 8- Conclusão

Por mais que as pessoas queiram milagres, não existe um alimento que, sozinho, cumpra a função de nutrir o corpo. A mistura dos elementos, contidas em vários alimentos é que faz a mágica da nutrição acontecer de forma equilibrada.

A Aloe Vera, a meu ver, é maravilhosa não porque possa ser comida como o nosso arroz e feijão, diariamente. Ela é fantástica porque prepara o organismo para receber o arroz e feijão, e seja mais o que for que ingerirmos, aproveitando tudo o que tem de bom, e eliminando, seletivamente, o que possa ser nocivo à nossa saúde.

Sou grata por ter conhecido a Aloe Vera, pois ela mudou, em muitos aspectos, a minha vida. Chegar ao período de menopausa sem os fogachos, receber elogios sobre minha pele e minha vitalidade, esquecer o que significa uma rinite alérgica ou alergias de pele é algo que eu não esperava, em menos de um ano de ingestão frequente do suco de Aloe.

Esses benefícios foram compartilhados com minha família:

- Meu filho hoje também está livre dos quadros alérgicos e dermatite seborreica, que o incomodavam, tanto pela ingestão do suco de Aloe quanto pela utilização de shampoos e cremes à base de Aloe em associação com outras plantas, aqui apresentadas, com propriedades anti-inflamatórias;
- Meu marido, hipertenso, teve sua pressão normalizada com a ingestão do suco de Aloe, concomitante ao uso do medicamento;
- Minha irmã diminuiu drasticamente as manifestações de dermatite de fundo nervoso, utilizando cremes à base de Aloe, e também diminuiu o inchaço nos membros inferiores;
- Minha mãe beneficiou-se da reposição nutricional que o suco de Aloe faz, durante seu processo de quimioterapia. No pós-cirúrgico, foram os cremes à base de Aloe que, pouco a pouco, fizeram as cicatrizes ficarem quase imperceptíveis;
- Amigas que fizeram uso do suco com regularidade sentiram, como eu, que a retenção de líquido, tão comum em nós, mulheres, diminuiu drasticamente e o intestino de muitas delas, constantemente preso, voltou a funcionar, melhorando também a pele, cabelo e unhas de todas.

Usando com bom senso esta planta maravilhosa, acompanhada de outros alimentos funcionais, você também poderá colher tantos benefícios quanto eu, minha família e meus amigos colhemos.

Hoje, por exemplo, ao invés de ter estoque de antialérgicos em minha caixa de remédios, tenho o própolis e cápsulas de alho, que tomo junto com o suco de Aloe, para cessar a crise de espirros que marca uma crise de renite alérgica.

Ao invés de antiácidos ou laxantes, o suco de Aloe – combinado com outros elementos que apresentei no livro - fazem sua função de forma natural.

Tudo o que a natureza oferece, se usado com sabedoria, é bom. O ser humano vem se beneficiando desses conhecimentos, e se este livro servir para unir a velha sabedoria dos povos antigos com os conhecimentos modernos, meu objetivo foi cumprido.

Marques, A.C. – Aloe Vera e outros Alimentos Funcionais

Bibliografia

Salgado, Jocelem M. **Previna Doenças: Faça do Alimento o seu Medicamento**. 5ª edição. São Paulo. Madras Editora, 2000.

Salgado, Jocelem M. **Alimentos Funcionais**. São Paulo. Oficina de Textos, 2017.

Bontempo, Marcio. **Alimentação para um novo mundo: A consciência ao se alimentar como garantia para a saúde e o futuro da vida na Terra**. Rio de Janeiro. Record, 2003.

Bontempo, Márcio. **O Livro Definitivo da Aloe Vera: A planta milenar da saúde**. Brasília. Thesaurus, 2012.

Botsaris, Alexandro S. **As Fórmulas Mágicas das Plantas**. Rio de Janeiro. Editora Nova Era, 1998.

Camargo, Monica L. **Aloe Vera na saúde, higiene & beleza Humana e Animal**. Rio de Janeiro. Projeto de Educação e Cultura Difusão Auto-Ecologia, 2006.

Costa, Neuza M. B; Rosa, Carla de Oliveira B. **Alimentos Funcionais – componentes bioativos e efeitos fisiológicos**. Rio de Janeiro. Editora Rubio, 2010.

Haraguchi, Linete M. M.; Carvalho, Oswaldo B. **Plantas Medicinais**. Secretaria Municipal do Verde e Meio Ambiente: Divisão Técnica Escola Municipal de Jardinagem. São Paulo, 2010.

McGilvery et al. **The Stressbusting book of Yoga, Massage & Aromatherapy: a step-by-step guide to improving your well-being, with expert advice and 900 stunning photographs.** London. Southwater, Annes Publishing, 2010.

Panizza, Silvio. **Plantas que Curam**. São Paulo. Ibrasa, 1997.

Stevens, Neil. **O Poder Curativo da Babosa: Aloe Vera**. São Paulo. Madras Editora, 1999.

Zago, Frei Romano. **Babosa não é remédio... mas Cura!** 4ª edição. Petrópolis. Editora Vozes, 2002.

Referências:

International Aloe Science Council Labeling Guidance, 2009 in www.iasc.org.

Processing methods for *Aloe vera* leaf, 31 de maio de 2016, in www.iasc.org

Aloe Scientific Primer, abril de 2018, in www.iaslc.org

ANVISA. **Informe Técnico n. 47, de 16 de novembro de 2011**. Orientações sobre os documentos necessários para avaliação do risco e segurança das espécies vegetais para uso em bebidas não-alcoólicas. Disponível em:www.anvisa.gov.br/alimentos/informestécnicos.

ANVISA - **Consolidado de normas de registro e notificação de fitoterápicos – 26 de outubro de 2018.** Disponível em: www.anvisa.gov.br/alimentos/informestécnicos.

Munhoz, Bruna J.P. et al. **- AVALIAÇÃO DO POTENCIAL ANTIGENOTÓXICO DO SUCO DE ALOE VERA (*Aloe Barbadensis,* Miller) EM CAMUNDONGOS** – Programa de Pós-Graduação em Ciências da Saúde, UNESC – Criciúma, SC – Brasil.

Alonso, Jorge R. **-Tratado de fitomedicina – bases clínicas e farmacológicas –** Buenos Aires, editora Isis, 1998.

Eshun Kojo, He, Quan – **Aloe Vera: A Valuable Ingredient for the Food, Pharmaceutical and Cosmetic Industries – A Review –** Southern Yangtze University, School of Food Science and Technology, Wuxi.

Teixeira, Vânia C. **- Perigos associados à utilização do xarope de Aloe vera (Aloe barbadensis Miller) no cancro -**Monografia de Mestrado Integrado em Ciências Farmacêuticas, junho de 2014, Faculdade de Farmácia da Universidade de Coimbra.

Oliveira, Ivy Bernardes – **Estudo do efeito do Extrato de Aloe vera sobre Candida albicans** – Orientadores Profs. Drs. Aricília Silva Costa, Egberto Munin, s. José dos Campos, 2008. – Dissertação apresentada no Programa de Pós-graduação em Bioengenharia do Instituto de Pesquisa e Desenvolvimento da Universidade do Vale do Paraíba, 2008.

Berti, Fernanda Vieira **- Efeito da aloína e do extrato do parênquima clorofiliano da Aloe barbadensis na viabilidade de células tumorais e na formação de vasos sanguíneos -** Dissertação (mestrado) - Universidade Federal de Santa Catarina, Centro Tecnológico. Programa de Pós-Graduação em Engenharia Química.

Mercês, Patrícia Lima. **AVALIAÇÃO DAS ATIVIDADES ANGIOGÊNICA E CICATRICIAL DO EXTRATO DE Aloe vera (Aloe barbadensis)..** 2015. 54 f. Dissertação (Mestrado Universidade Católica de Goiás, GOIÂNIA, 2015.em Ciências da Saúde) – Pontifícia.

Campestrini, Luciano Henrique - **Aloe barbadensis Miller: análise do perfil metabólico e estudos dos efeitos vasculogênicos e angiogênicos do extrato do parênquima de reserva, da fração polissacarídica (FP) e da acemanana -** Dissertação (mestrado) - Universidade Federal de Santa Catarina. Programa de Pós-Graduação em Biotecnologia.

Eloy, Ygor Raphael Gomes. **Caracterização físico-química e estrutural de polissacarídeos obtidos de folhas da planta Aloe barbadensis Miller e avaliação de suas**

Marques, A.C. – Aloe Vera e outros Alimentos Funcionais

atividades antiviral e anti-hemorrágica. 2012. 186 f. Tese (Doutorado em Bioquímica) - Universidade Federal do Ceará, Fortaleza-CE, 2012.

Koga, Adriana Yuriko. **Avaliação do efeito cicatrizante de filmes de alginato contendo gel de babosa Aloe vera (L.)** Burmx. 2017. 71 f. Dissertação (Mestrado em Biologia Celular e Molecular, Fisiologia e Fisiopatologia) - UNIVERSIDADE ESTADUAL DE PONTA GROSSA, Ponta Grossa, 2017.

Amorim, G. M., **Bioatividade de fitocompostos da Aloe vera barbadensis em modelos de psoríase In Vitro e In Vivo.**

Sobre a autora

Ana Claudia Marques formou-se em Terapia Ocupacional pela Universidade Federal de São Carlos, em 1992. Voltou-se para as Terapias Alternativas e Medicina Chinesa a partir de 1997, estudando e atuando desde então como Terapeuta Holística e, a partir do ano 2000, também Terapeuta Acupunturista.

Autodidata, sempre estudou novos assuntos que tangenciam sua área de atuação, a fim de ampliar suas possibilidades de ajudar seus clientes a terem uma vida mais saudável e harmoniosa.

Como escritora, gosta de tratar de assuntos complexos numa linguagem acessível a todos que são leigos. Acredita que espalhar o conhecimento é a forma de cumprir seu papel no mundo.

Para entrar em contato com a autora, escreva para o e-mail

Primeirosegredo1@gmail.com

E a siga no instagram @anaclaudiamarquesescritora